T 7

DÉFENSE

DES DROITS

DU Dr CHARLES T. JACKSON

A LA

DÉCOUVERTE DE L'ÉTHÉRISATION.

DÉFENSE

DES DROITS

DU DᴿCHARLES T. JACKSON

A LA

DÉCOUVERTE DE L'ÉTHÉRISATION

SUIVIE

DES PIÈCES JUSTIFICATIVES

QUI RÉFUTENT LES RÉCLAMATIONS DE M. W. T. G. MORTON
DÉFENDUES DANS LE RAPPORT ANNUEL DE L'HÔPITAL GÉNÉRAL
DE MASSACHUSETTS

Et dans le Mémoire publié à Boston dans le 201ᵉ numéro de la Revue périodique *Littell's Living Age*, sous le nom de M. DANA, et, à Paris, sous celui de M. MORTON

PAR

JOSEPH L. LORD ET HENRY C. LORD.

PARIS

TYPOGRAPHIE DE H. VRAYET DE SURCY ET Cᶜ, RUE DE SÈVRES, 37.

—

1848

TRADUIT DE L'ANGLAIS, PAR M. H. C. D'AQUIN.

AVIS AU LECTEUR FRANÇAIS.

Nous avons cru qu'il serait bon d'avertir le lecteur français que le Dr Jackson fit traduire l'ouvrage qui suit, afin de répondre aux prétentions de M. Morton et de prouver la fausseté des déclarations de ce dernier et de ses témoins. Nous prions le lecteur d'accorder un peu d'indulgence à cet ouvrage qui ne lui fut pas d'abord destiné.

Ceux qui n'auront pas le loisir de parcourir tout cet ouvrage, et qui auront déjà lu le mémoire de M. Morton, pourront négliger les commentaires qui précèdent les pièces justificatives et se rattacher exclusivement à celles-ci. Elles suffiront aux esprits libres de tout préjugé pour démontrer à qui appartient l'honneur d'avoir rendu un si grand service à l'humanité souffrante.

Nous ajouterons, pour renseignement, que le mémoire de M. Morton n'a pas été écrit par lui, quoiqu'on l'ait fait paraître à Paris sous son nom. Le mémoire original a été publié dans une Revue périodique de Boston, le *Littell's Living Age*, sous le nom de M. Dana, qui en est le véritable auteur.

H. D.

POLÉMIQUE SUR L'ÉTHER.

Au Public,

Ceux qui ont écrit ces pages sont les avocats du Dr Charles T. Jackson, de Boston. Il les a employés pour rechercher la légalité et l'équité de ses droits de découverte, dans l'emploi de l'éther comme agent d'insensibilité pour les opérations chirurgicales.

Il est bien connu que les droits que possède le Dr Jackson à cette découverte, lui ont été disputés par M. W.-T.-G. Morton, dentiste, praticien de cette ville. Le public connaît les réclamations de M. Morton, ainsi que leur justification, par des publications venant de différentes sources ; nous prierons le lecteur d'en remarquer quelques-unes.

Les auteurs font leur devoir sans connaître préalablement les personnes dont les noms ont paru publiquement dans cette polémique, comme représentant le parti opposé, les conseillers, les témoins ou les apologistes. Ils laissent la cause à son propre mérite, sans profiter d'aucune influence soit personnelle, soit locale, soit accidentelle.

Depuis la publication, en juin 1847, de l'opuscule du Dr Martin Gay établissant les droits du Dr Jackson à la découverte de l'éthérisation, la polémique a changé de caractère. M. Edward Warren, à ce qu'il paraît maintenant, avait des intérêts pécuniaires dans la patente de M. Morton. Avant que les preuves du Dr Martin Gay n'eussent paru, il avait publié différentes justifications en faveur de M. Morton, d'un caractère tel que le Dr Jackson et ses amis avaient cru n'y devoir point répondre. Les affeidavits (témoignages sous serment) publiés par M. Warren, et récemment soutenus par des publications venant d'autres sources habiles, pour prouver que M. Morton avait fait des expériences avec l'éther avant que le Dr Jackson ne lui eût communiqué ses premières connaissances sur la nature de cet agent et ne lui eût confié le secret de son premier emploi, étaient accompagnés de circonstances d'un caractère tellement suspect, que nous pensions que la vérité serait établie par la brochure du Dr Gay, sans qu'il fût nécessaire de sonder et de tirer au clair les affeidavits eux-mêmes. Conformément au plan qu'il s'était formé de ne point ternir le caractère d'autrui, le Dr Gay évita de publier des témoignages qui suffisaient sinon pour prouver l'évidence, du moins pour justifier le soupçon de fraude et d'imposture, qui maintenant est reconnu d'une manière irrécusable.

La controverse ayant atteint ce point, M. Nathaniel I. Bowditch fut nommé par les commissaires de l'hôpital général de Massachusetts, membre de la commission chargée de faire le rapport annuel pour la fin de l'année 1847. Il entreprit, sans en avoir reçu l'ordre, contrairement aux usages de toute institution publique de charité, sans tenir aucun compte des remontrances de M. Gay et de la déclaration que celui-ci fit à M. Bowditch lui-même, qu'il y avait un témoignage important qu'on ne lui avait pas fait connaître et qu'il refusa d'entendre lorsque le Dr Gay voulut lui en faire part confidentiellement; il entreprit, disons-nous, de se constituer lui-même arbitre de la controverse, de publier, à la face du monde, des accusations et des conclusions injustes contre le docteur Jackson, investi qu'il était de tout le prestige et de toute l'autorité que lui donnait sa position officielle. Quelle que fût l'étendue de ses pouvoirs, il n'avait pas le droit d'en dépasser les limites, d'employer l'influence d'une grande et noble institution contre un homme qui n'avait jamais commis aucune offense contre elle, mais qui, au contraire, l'avait doté des bienfaits les plus signalés.

Sous le poids de ces circonstances, M. Bowdicth ne peut se plaindre si, suivant ses propres paroles, on vient à scruter strictement les droits qu'il avait à l'arbitraire dont il s'était investi. Nous désirons cependant déclarer tout d'abord que nous ne rendons pas les commissaires de l'hôpital responsables de la véracité de ses déclarations, de la légitimité de ses conséquences ou de la justesse de ses conclusions. Dans une communication publiée dans le *Daily Advertiser* (journal de Boston), depuis la publication de son rapport, M. Bowditch admet que, dans une certaine circonstance que nous ferons bientôt remarquer à nos lecteurs, la commission s'était fiée à son exactitude : d'après la manière bien connue dont marchent les choses dans une commission aussi nombreuse, il n'est pas douteux qu'elle ait adopté son rapport et se soit fiée à lui pour le tout comme elle l'avait fait pour une partie. La seule faute dont nous les accusions, c'est d'avoir mis mal à propos leur confiance en M. Bowditch, et d'avoir permis qu'il se mêlât de la controverse. Nous ne pouvons douter que, si jamais ils sont convaincus qu'ils ont été trompés par une affreuse calomnie tramée dans le but de noircir un homme innocent et de lui enlever ses droits de découverte, droits plus chers que l'or à un homme scientifique, tous, sans en excepter M. Bowditch, répareront, autant qu'il leur sera possible, l'injustice et les chagrins qu'ils ont, quoique involontairement, occasionnés au docteur Jackson.

Maintenant nous requérons l'attention de nos lecteurs sur une accusation de fraude faite par M. Bowditch dans son rapport, et soutenue ensuite par lui-même dans le *Daily Advertiser.* « D'un autre côté, » dit-il, « le Dr Jackson transmet à l'Europe un écrit qu'il suppose avoir été lu à l'Académie américaine, établissant ses droits de découverte;

il communique ainsi cette découverte au monde entier, avec une sanction officielle à laquelle elle n'avait pas encore droit. » Nous montrerons, en établissant les faits suivants, l'injustice et la futilité de cette accusation. En ayant reçu l'invitation par écrit de la part de l'honorable Edward Everett et du Dr J.-C. Warren, le Dr Jackson adressa à l'Académie américaine un écrit contenant la relation de sa découverte de l'éthérisation. Le jour qui précéda la lecture de cet écrit à l'Académie, il fut imprimé dans le susdit *Daily Advertiser*, afin de l'envoyer en Europe par le prochain Steamer; l'éditeur l'accompagna de quelques remarques préliminaires, établissant, non pas qu'il eût été lu, mais qu'il était adressé par le Dr Jackson à l'Académie américaine des arts et des sciences. L'éditeur de l'*Advertiser*, pour faire usage de ses propres paroles, défend M. le Dr Jackson de l'accusation d'avoir fait un faux rapport frauduleux et se défend lui-même d'y avoir pris part. Dans un article éditorial publié quelques semaines après que le rapport de M. Bowditch eut paru et servant de préface à une communication qui invitait ledit M. Bowditch à rétracter ses paroles, il fait usage du langage suivant : « Il n'était pas établi dans le certificat ou dans l'écrit même du Dr Jackson, qu'il eût été lu devant l'Académie, il n'y avait rien non plus qui l'impliquât. Nous croyons donc que les auteurs qui ont fait le rapport de l'hôpital, doivent être tombés par mégarde dans une erreur matérielle lorsqu'ils ont supposé que l'écrit du Dr Jackson avait été *communiqué au monde entier avec une sanction officielle à laquelle il n'avait pas droit*. »

Pour répondre à la susdite communication, M. Bowditch, tout en admettant qu'il est responsable de l'accusation, essaie de se justifier en disant que ce qu'il avait affirmé comme un fait positif, n'était rien autre chose qu'une *conséquence légitime*. (C'est ici, comme nous avons promis de le faire remarquer plus haut à nos lecteurs, que M. Bowditch déclare que la commission s'était fiée entièrement à son exactitude.) Cette *conséquence légitime* diffère tout à fait de la déclaration de l'honorable Nathan Hale, éditeur du *Daily Advertiser*. Elle diffère aussi de l'opinion générale des hommes scientifiques et de celle de l'Académie elle–même, comme nous le verrons par la lettre suivante de M. Everett, dont M. Bowditch ne pourra récuser l'autorité.

Cambridge, 15 mai 1848.

Mon cher Monsieur,

Je me rappelle qu'à l'une de nos séances de chaque mois, je déclarai positivement cette opinion, que vous ne pouviez être blâmé d'avoir fait imprimer et envoyer en Europe un écrit que vous aviez l'intention d'adresser à l'Académie américaine, avant même de le lui avoir lu. L'Académie ne sanctionne aucune doctrine ou opinion contenue dans les mémoires qui ont été présentés, lus par devant–elle, imprimés à ses dépens ou renfermés dans ses transactions.

Je suis, Monsieur, avec beaucoup d'égards,
Votre très–dévoué,

Edward Everett.

Au Dʳ C.-T. Jackson,

Nous n'avons montré qu'un seul de ces exemples de fausse logique, de faits dénaturés et d'injustice commis à l'égard du Dʳ Jackson, qui fourmillent dans le rapport de M. Bowditch. Le lecteur est sans doute assuré maintenant, qu'il doit accepter avec beaucoup de défiance les autres faits établis par M. Bowditch et les conséquences qui en dérivent; il ne doute plus que M. Bowditch n'ait joué dans cette polémique le rôle d'un chaud partisan et non celui d'un juge impartial. Pour rendre justice cependant à M. Bowditch, il faut se rappeler qu'il était placé au milieu des cir-

constances les plus défavorables pour former un jugement
impartial sur les matières de la polémique. Deux médecins
en rapport avec l'hôpital, M. le Dr Bigelow et son fils Henry
Bigelow, se déclarèrent de bonne heure contre les droits du
Dr Jackson. Le dernier, pendant une courte absence du D^r
Jackson, au mois de novembre 1846, lut à l'Académie amé-
ricaine et à la société des perfectionnements médicaux de
Boston, un écrit *promulguant* au monde la découverte de
l'éthérisation par le docteur Jackson. (Celui-ci fait partie
de ces deux corps). Quelques jours après, il *promulgua* de
nouveau cette découverte et publia le même écrit dans la *Ga-
zette médicale* de Boston, ne faisant aucune allusion au Dr Jackson, si ce n'est que lui et M. Morton étaient nommés comme
inventeurs dans la patente. N'est-il pas naturel que celui qui
promulgua ainsi la découverte de l'éthérisation, ait ressenti
quelques craintes de voir tourner en une vaine ombre, cette
guirlande qu'il avait tressée lui-même pour en couronner
son front? Ces mêmes craintes ne nous expliquent-elles pas
cette activité avec laquelle il remplissait les pages de son
journal? Ne reconnaîtrons-nous pas leur influence, dans
l'entière suppression que fit son père du nom du Dr Jackson,
dans la lettre qu'il écrivit au Dr Boot de Londres, à la date
du 28 novembre 1846? Ces lettres ont été publiées dans le
London Lancet avec le susdit écrit de son fils, qui attribuait la découverte de l'éthérisation exclusivement à M. Morton, en même temps que l'Académie de médecine de Boston
déclarait, presque à l'unanimité, qu'elle avait été pour le
moins suggérée par le Dr Jackson. Il est juste de penser que
l'esprit de M. Bowditch a été soumis à la fâcheuse influence
de la gloire que revendiquaient les *promulgateurs* de cette
découverte.

Les éditeurs de cet ouvrage savent que l'on a essayé de
porter préjudice, dans l'esprit public, aux droits du Dr Jackson, en alléguant le fait, qu'il avait refusé de les soumettre
au jugement d'un arbitre convenable. Nous ne nous pro-

posons pas de vérifier jusqu'à quel point les partisans de
M. Morton ont réussi dans leurs efforts; nous ne voulons
pas non plus revoir la correspondance qui eut lieu entre
M. Morton et le docteur Jackson sur ce sujet. Elle n'a
aucune connexion avec la véritable question que nous devons décider, et nous devons l'éviter, parce qu'elle n'est
tout simplement qu'un moyen de se tirer d'embarras. Le
fait est simplement celui-ci : originairement, le Dr Jackson
désira soumettre ses réclamations au jugement d'un juste
arbitre, et il voulait qu'elles fussent scrutées avec soin. Cependant ses amis et les avis d'un légiste distingué, s'oppo-
sèrent à cet arbitrage, pensant qu'il n'était pas prêt à dé-
mentir les faux témoignages forgés contre lui; l'événement
prouva que leurs craintes étaient fondées.

Nous requérons l'attention du public pour l'établissement
des faits suivants.

Joseph L. Lord,   }
Henry C. Lord, } *Conseillers.*

Court-Square, Boston, 18 mai 1848.

CHAPITRE PREMIER.

Rien ne prouve évidemment qu'avant le 30 septembre
A. D. 1846, jour qui fut témoin, suivant les témoignages
de MM. Jackson et Morton, de la première opération chirurgicale par le moyen de l'éther, M. Morton fût instruit
que l'éther sulfurique pouvait être employé comme moyen
de produire sans danger l'insensibilité dans les opérations
chirurgicales. Rien ne prouve non plus qu'avant la susdite
date il eût jamais fait de l'éther soit chlorique, soit sulfurique, un sujet d'étude ou d'expérience, en tant que cela
regarde l'éthérisation.

M. Morton affirme et tâche de prouver le contraire de ce que nous avançons par le témoignage des quatre témoins suivants : Francis Whitman, William P. Leavitt, Thomas R. Spear *Junior*, et Grenville G. Hayden.

Au printemps de l'année 1847, peu de temps après que M. Morton eut réclamé l'éthérisation comme sa propre découverte, ces quatre témoins furent amenés par M. Morton dans une chambre de son cabinet. Là ils furent examinés ensemble, et on prit leurs témoignages. La personne qui se trouvait à la tête de la partie chirurgicale dans le cabinet, avait été éloignée de cette chambre pendant ce temps (1).

Immédiatement après, et pour la première fois, ces témoins se mirent à parler des faits qu'ils ont jurés dans leurs témoignages. On fit une attention d'autant plus grande à cette circonstance, que, pendant la fin de l'année 1846 et tout l'hiver suivant, tous ceux qui avaient eu des rapports avec le cabinet de M. Morton, sans en excepter les témoins, avaient toujours reconnu dans leurs discours que le docteur Jackson seul avait fait la découverte de la nouvelle application de l'éther.

Ces témoins déclarent qu'une dame-jeanne d'éther, citée par M. Morton dans son Mémoire à l'Académie française, et par les témoins Leavitt et Spear, dans leurs affeidavits, avait été achetée par ce même Leavitt, vers le 1ᵉʳ août 1846, chez MM. Brewers, Stevens et Cushing. M. Morton, dans son Mémoire, et le témoin Hayden dans son certificat, déclarent que c'était de l'éther *sulfurique*. Le témoin Whitman fait allusion à la même dame-jeanne, et Spear déclare avoir respiré une partie de l'éther qu'elle contenait. Tout ceci, quoiqu'on puisse le soupçonner d'avoir été concerté entre M. Morton et ses témoins, pourrait avoir quelque poids comme témoignage, s'il n'était pas prouvé que ladite dame-jeanne ne fut jamais vendue par les MM. Brewers et Cⁱᵉ.

_____

(1) Voyez l'affeidavit de Don P. Wilson.

Boston, 8 mai 1848.

Je, soussigné, William A. Brewer de Boston, comté de Suffolk, état de Massachusets, de la maison de commerce de Brewers, Stevens et Cushing, de cette ville, dépose, sous la foi du serment, et dis que nous n'avons jamais eu en vente ni vendu aucune autre qualité d'éther sulfurique que la meilleure fabriquée sur le marché américain. La seule qualité d'éther sulfurique que nous ayons eue en vente ou vendue, dans l'été de l'année 1846, et dans le mois de septembre de la même année, n'était inférieure, comme je m'en suis convaincu en faisant des recherches et des comparaisons soigneuses, à aucune qualité d'éther sulfurique que l'on pût trouver alors sur le marché de Boston, car c'était le meilleur éther officinal et sulfurique du commerce.

Nous n'avons jamais eu en vente ni vendu de la qualité d'éther sulfurique que M. W.-T.-G. Morton déclare nous avoir acheté au mois d'août 1846, et qui fut analysé pour M. Morton par le docteur Martin Gay, de cette ville, comme il le paraît par l'opuscule de M. Dana. (Voyez l'ouvrage périodique *Littell's Living Age*, n° 201, page 536.)

W.-A. BREWER.

Suffolk, SS. Boston, 13 mai 1848.

Le susnommé W^m.-A. Brewer, a comparu en personne, et dûment assermenté; il a certifié sous serment la fidélité de l'affeidavit ci-dessus, qu'il a signé. Fait par-devant moi.

S. W. ROBINSON,
Juge de paix.

Les éditeurs possèdent d'autres témoignages vérifiant les faits contenus dans le susdit affeidavit; mais ledit affeidavit est amplement suffisant pour prouver le point pour lequel ils l'ont inséré.

Si l'éther cité ci-dessus fut jamais acheté, ce fut nécessairement chez MM. Brewers et Ce. On ne peut le nier, car Morton, Spear, Leavitt et Hayden, tous le déclarent ainsi. On ne peut pas non plus prétendre que ce fut de l'éther *chlorique* et non de l'éther *sulfurique,* car Hayden certifie que cette dame-jeanne demeura constamment en sa possession, jusqu'au 22 juin 1847, et en ce jour, il en fit analyser une partie. Il reproduit l'analyse du Dr Gay et le certicat de M. Burnett, tous deux de cette ville, certifiant que c'était de l'éther sulfurique. Nous ne pouvons douter que de l'éther sulfurique fut apporté au Dr Gay pour être analysé ; certain éther fut aussi apporté à M. Burnett, pour qu'il prouvât que c'était de l'éther sulfurique. M. Burnett déclara que cela en était réellement, c'est un fait positif ; mais, ce qui n'est pas moins certain, c'est que l'éther qui fut analysé n'était rien autre chose que les restes de l'éther acheté après le 30 septembre (1), et que M. Morton avait recueilli dans ses éponges et dans ses instruments à inhalation, après avoir fait des expériences que nous ne lui disputons pas. Nous sommes prêts à prouver ceci, tant par l'analyse du Dr Gay que par un échantillon de cet éther que nous conservons pour satisfaire le curieux ou le sceptique.

Mais il y a encore d'autres faits à évoquer, pour prouver qu'il n'y eut jamais de dame-jeanne d'éther dans le cabinet de M. Morton, soit pendant l'été, soit pendant le mois de septembre de l'année 1846.

M. Tenny dit : « Dans l'espace de temps qui s'écoula entre le 10 septembre 1846 et le 1er octobre suivant, je me trouvai de temps en temps chez M. Morton. Je pouvais parcourir tous les lieux qui servaient à ses opérations, je les visitai tous ; je ne vis jamais pendant cet inter-

_____

(1) C'est à cette époque que le Dr Jackson fit à M. Morton la communication de sa découverte.

valle de temps aucune apparence de dame-jeanne d'éther soit sulfurique, soit chlorique, soit d'une autre sorte d'éther. Je crois qu'il ne pouvait s'y trouver d'éther sulfurique sans que je me fusse aperçu de son odeur, si l'on en eût fait usage. »

M. Wilson dit : « Je me trouvai fréquemment dans le cabinet de M. Morton, pendant ce même temps (1); je ne lui entendis jamais faire allusion à l'éther sulfurique, et je *n'en reconnus jamais l'odeur sur sa personne ni dans le cabinet.* » M. Hunt, qui était aide du cabinet pendant l'été de l'année 1846, fait usage d'un langage encore plus énergique en rendans le même témoignage.

De manière que s'il y eût de l'éther sulfurique dans le cabinet de M. Morton, il n'est pas probable qu'il en ait fait usage ; ce qui ne vaut pas mieux pour ses prétentions. Ensuite il est impossible de trouver aucune raison qui eût pu porter M. Morton à acheter alors une quantité d'éther aussi prodigieuse que l'est une dame-jeanne. Quel pouvait donc être son motif ? M. Morton ne prétend qu'à deux expériences faites avec de l'éther sulfurique avant l'achat cité ici : l'une sur un chien de Terre-Neuve, expérience que nous prouverons n'avoir jamais été faite ; l'autre sur lui-même, quelques jours avant la précédente. Mais il est prouvé que jusqu'au mois de novembre 1846, M. Morton n'avait jamais respiré de l'éther sulfurique autrement que dans l'air ambiant, et que jamais, pendant l'automne de la même année et l'hiver de l'année suivante, il ne donna occasion à ses aides de soupçonner qu'il en eût pris ; il leur fournit toutes les raisons possibles du contraire par la grande peur qu'il témoignait de ses effets. Nous pouvons réfuter encore plus complétement cette prétendue expérience de M. Morton sur lui-même. Il dit que M. Hayden acheta l'éther qu'il respira chez l'apothicaire Burnett, au commencement d'août. M. Hayden certifie que M. Morton l'en informa, lorsqu'il eut

_____

(1) Pendant le mois de septembre et les mois de l'été précédent.

fait son expérience. Mais M. Hayden a déclaré depuis, comme on peut le voir dans l'affeidavit de Blaisdell, que l'éther dont il jura que M. Morton avait fait usage avant le 30 septembre était de l'éther *chlorique*, et non de l'éther *sulfurique*. Dans le temps que M. Hayden fit cette déclaration, M. Morton admit lui-même que ce fait était vrai ; il donna aussi à entendre au Dr Gay qu'il n'y avait aucune allusion à l'éther *sulfurique* dans les affeidavits de ses témoins. Ne serait-il pas en effet absurde au dernier point de penser que M. Morton eût commencé ses expériences par l'achat d'une dame-jeanne d'éther ? Nous prouvons ainsi : Premièrement, qu'aucune dame-jeanne d'éther ne fut achetée aux MM. Brewers et Ce vers le 1er du mois d'août, comme on l'avait avancé ;

Secondement, qu'il n'est pas probable qu'aucun de ces témoins ait acheté de l'éther sulfurique, en quelque petite quantité que ce fût ; et que lors même qu'ils en auraient acheté, il en fût fait usage dans le cabinet de M. Morton ;

Et troisièmement, qu'il n'y avait aucune raison pour qu'ils en achetassent.

Maintenant Thomas R. Spear, l'un des quatre témoins dont nous avons parlé, déclare que vers le premier du mois d'août il aspira une partie de l'éther apporté dans une dame-jeanne par Leavitt, de chez M. Brewers et Ce, chez M. Morton. Non-seulement cet éther n'existait pas, mais encore Spear n'en prit qu'au mois de novembre suivant. M. Hunt rapporte la première inhalation d'éther à laquelle se soumit Spear. Un soir, Spear et Leavitt tâchaient de se décider l'un l'autre à faire l'essai de l'éther ; Spear consentit à la fin, et tandis qu'il était soumis à l'influence de la vapeur, il traita très-brutalement un étranger qui se trouvait dans le cabinet. Quand il revint à lui, il pria cet étranger d'excuser sa brutalité, en disant que c'était la première fois qu'il prenait de l'éther. Hunt, pensant que Spear parlait ainsi par politesse, lui demanda, lorsque l'étranger fut parti, si l'éther avait agi auparavant sur lui de la même manière. « Non, » répondit-il, «je n'en ai pas encore pris.» Hunt parle d'autres circonstances qui le convainquirent pleinement alors que Spear disait la vérité.

Je soussigné, George H. Hayden, de Calais, état de Maine, dépose et déclare sous la foi du serment :

Que je vins habiter Boston vers la fin de l'année 1846; que j'y demeurai depuis le 1ᵉʳ de novembre de cette année jusqu'au mois de janvier 1847; que, pendant le mois de novembre 1846, Thomas R. Spear me déclara que dans l'après-midi du jour précédent il avait pris (ou inhalé) de l'éther pour la première fois dans le cabinet de M. Morton; que cela l'avait excité beaucoup, et que, tandis qu'il était soumis à son influence, il avait maltraité un étranger qui se trouvait dans le cabinet. Spear me déclara distinctement qu'il n'avait *jamais pris de ce gaz auparavant*. Il me dit qu'il produisait des sensations délicieuses, et je suis très-sûr, d'après la manière dont il s'exprima dans cette circonstance, qu'il me disait la vérité et qu'il n'avait jamais pris de l'éther avant cette époque.

GEORGE H. HAYDEN.

État de Massachusetts (comté de Suffolk), 24 avril 1848.

Témoignage fait devant moi.

S.-W. ROBINSON,
Juge de paix.

Wilson témoigne aussi, que vers cette époque Spear commença tout à coup à prendre de l'éther et qu'il s'en fit une habitude: ce qui confirme fortement les dépositions de Hayden et de Hunt. Mais, sans évoquer ces témoignages, nous serions parfaitement justifiés de n'avoir pas ajouté foi à la déclaration de Spear, par le seul fait qu'il n'y avait pas d'éther semblable à celui qu'il déclare avoir pris au mois d'août.

William P. Leavitt, l'un des quatre témoins, raconte d'une manière tout à fait vive et minutieuse l'inhalation que fit Spear de l'éther qu'il avait acheté lui-même (Leavitt) chez les MM. Brewers et Cᵉ. Il nous apprend encore que

M. Hayden avait été témoin oculaire de cette expérience.
Que dit M. Hayden de cela? C'était la première expérience
qu'il eût vu, la première que M. Morton prétend avoir essayée sur l'homme. Suivant MM. Morton et Leavitt, elle fut
accompagnée des effets les plus frappants et les plus remar-
quables; ils se la rappellent parfaitement. Hayden dit simplement que M. Morton essaya de déterminer Spear à en
prendre. M. Hayden dira-t-il que ce fut à une autre époque
que M. Morton essaya de déterminer Spear à en prendre?
Nous l'accordons. Faut-il ne pas ajouter foi à Leavitt, parce
qu'il dit que M. Hayden avait été témoin oculaire de cette
expérience? ou faut-il ne pas croire Hayden, parce que,
ayant été témoin oculaire, il ne nous en a rien dit? ou bien
encore a-t-on conclu, lorsque l'on a pris les témoignages,
que Morton, Leavitt et Spear étaient des témoins suffisants?
Trois mots de plus pour Leavitt. Il alla chez les MM. Brewers et Cᵉ (s'il est vrai qu'il y soit allé), en forgeant un
mensonge sur le nom de la personne pour laquelle il achetait l'éther; secondement, il n'alla pas là comme il l'affirme; troisièmement, il prêta serment d'avoir vu faire une
expérience avec l'éther même qu'il avait acheté, et nous
avons prouvé que jamais cette expérience ne fut faite.

Mais l'expérience faite sur Spear n'est pas la seule à
laquelle M. Morton ait prétendu. Hayden nous dit que
M. Morton lui fit savoir qu'au mois d'août de l'année 1846,
il venait de prendre de l'éther, et que, le 30 septembre
suivant, il en avait pris de nouveau. Cette dernière expérience est celle dont M. Morton fait un rapport si brillant
et si détaillé dans son mémoire.

Mais Hunt nous fait un récit détaillé des circonstances dans
lesquelles M. Morton lui déclara expressément, au mois de
novembre 1846, qu'il n'avait jamais aspiré de l'éther autrement que dans l'air ambiant. Il est ensuite très-remarquable
que M. Morton, pendant tout l'automne de la même année,
ne fit jamais allusion à l'une de ces deux expériences sur

lui-même. Il ne donna jamais à Wilson ni à Hemmenway, ses deux aides principaux, aucune raison de soupçonner qu'il les eût faites. Leur témoignage prouve qu'au contraire, il manifesta toujours la plus grande frayeur des effets que l'éther aurait pu produire sur lui. Est-il besoin de rien de plus pour prouver que M. Morton déclara faussement à M. Hayden qu'il s'était soumis deux fois à l'influence de l'éther?

M. Morton décrivit aussi à M. Hayden une expérience qu'il avait faite sur un chien (le Terre-Neuve de son mémoire), en présence de deux témoins. D'abord l'animal fut complétement étourdi, puis il se releva, aboya fortement et sauta ensuite dans un étang, à la distance de *dix pieds*. Ayez la bonté de remarquer que l'effet produit sur ce chien, d'après la manière dont il est décrit, correspond exactement avec celui que l'on a remarqué sur l'homme, dans le cabinet de M. Morton même, à la date du 25 mars 1847, et que M. Hayden témoigne y avoir vu, sous la foi du serment.

Nous cherchons en vain même un des deux témoins de cette expérience, la seule que M. Morton puisse ajouter à celle faite sur Spear et aux deux autres sur lui-même, et auxquelles il donne une date plus ancienne que le 30 septembre. Nous avons déjà démontré que les trois dernières expériences sont fausses. Il ne peut donc plus évoquer que celle du chien; et peut-il s'imaginer qu'il ne soit pas nécessaire de prouver par quelque témoignage la vérité de cette expérience? Ses deux témoins sont-ils des esprits du vague et du néant, ou M. Morton lui-même a-t-il oublié qui ils étaient? Plût à Dieu qu'Ésope vécût encore, pour donner la parole au chien! nous nous conformerions avec joie à son témoignage, tant pour l'inhalation qu'il fit de l'éther, que pour son saut de dix pieds.

Nous avons dit que, pendant l'automne de l'année 1846 et l'hiver qui le suivit, tous ceux qui fréquentaient le cabinet de M. Morton regardaient le Dr Jackson comme le seul auteur de la nouvelle découverte. Pour prouver ceci, écoutez ce que dit Hemmenway : « Les *bruits ordinaires* qui circulaient dans le cabinet de M. Morton, pendant les premiers mois que l'on employa ce nouvel agent, en attribuaient exclusivement la découverte au Dr Jackson ; M. Morton était certainement instruit de ces bruits, et ni lui ni personne autre ne les contredit, autant que je puis le savoir. » Wilson et Hunt soutiennent en tout point le langage de Hemmenway. Wilson dit que l'on proclamait journellement dans le cabinet que le Dr Jackson était l'auteur de la découverte. *Les quatre témoins* de M. Morton accordaient leur assentiment complet, pendant ledit automne et ledit hiver, à ce *bruit ordinaire.* Suivant les principes les mieux établis, cet assentiment pourrait servir à réfuter toute déclaration subséquente, indiquant une opinion changée, lorsqu'aucun fait nouveau ne s'est présenté , et qu'aucune raison ne peut être découverte qui puisse le justifier.

Mais nous ne nous contentons pas seulement de leur assentiment silencieux. Spear dit à Hunt, dans une promenade qu'ils firent ensemble à East-Cambridge, qu'au 30 septembre, M. Morton avait rapporté le gaz (1) du laboratoire du Dr Jackson ; qu'il l'avait essayé, qu'il réussissait parfaitement ; que, depuis, il avait continué à l'employer sous la direction du Dr Jackson. Ceci se passa vers la fin d'octobre ou au commencement du mois de novembre de l'année 1846. Francis Wightman assura à Hunt qu'il avait entendu cette vérité de la bouche de Spear. Hunt dit aussi qu'il ne peut se tromper sur la croyance de Spear, lorsqu'il fit le susdit témoignage, qui déclarait le Dr Jackson l'auteur exclusif de cette nouvelle découverte.

Par conséquent, si l'assentiment silencieux de ces témoins à la croyance unanime des personnes qui fréquentaient le

(1) Nom que l'on donne à l'éther dans le cabinet de M. Morton.

cabinet n'est pas concluant contre leur témoignage subsé-
quent, certainement leurs déclarations ouvertes, explicites
et volontaires, doivent l'être.

Toujours est-il que ces témoins, dès qu'ils eurent déposé
leurs témoignages, se rabattirent tout d'un coup, et pour la
première fois, sur les susdites expériences que M. Morton
prétend avoir faites avant le 30 septembre. Ces expériences
sont celles qu'il fit sur le chien de Terre-Neuve, les deux
autres qu'il pratiqua sur lui-même, l'inhalation que fit
Spear d'une partie de l'éther contenu dans la dame-jeanne
achetée chez les MM. Brewers, Stevens et Cushing.

Nous renvoyons ces témoins, en ajoutant un mot pour
M. Hayden. Celui-ci déclara à M. Blaisdell, dans le mois
de juin ou de juillet de l'année 1847, que, lorsqu'il jura
dans son affeidavit que M. Morton avait fait usage de l'éther
pendant l'été et le mois de septembre de l'année précédente,
il savait fort bien que c'était de l'éther *chlorique*, et non de
l'éther *sulfurique;* mais qu'il pensait pouvoir s'exprimer
ainsi, en laissant au public le droit de tirer les conséquences
qu'il lui plairait. Ceci ne prouve-t-il pas que M. Hayden
était déterminé à tromper le public par ses déclarations, et ne
jette-t-il pas un soupçon encore plus fatal sur les circonstances mystérieuses qui donnèrent le jour à son témoignage?

Pendant l'été de l'année 1846, M. Morton avait dit à
M. H. Dana et au Dr Francis Dana *junior*, qu'il « travaillait à
quelque chose qui, en cas de succès, ferait une entière révolution dans la pratique de l'art du dentiste. » Ils pensèrent
qu'il faisait allusion à la découverte de l'éthérisation. Wilson et Hunt leur apprendront quelles furent les découvertes
auxquelles M. Morton avait coutume d'appliquer les paroles
qu'il leur adressa. Wilson dit : « Pendant l'été de l'année 1846, j'entendis souvent M. Morton parler d'une nouvelle découverte à laquelle il employait toute son énergie.
Cette découverte devait, suivant ses propres paroles, faire
une entière révolution dans la pratique de l'art du dentiste,

et lui assurerait sa fortune. Mais il n'a jamais hésité à me dire que cette découverte consistait en une nouvelle composition pour remplir les dents, et en une nouvelle manière de les faire et de les poser. » Wilson ajoute que ce fut la grande occupation de M. Morton pendant tout l'été et le mois de septembre de l'année 1846. M. Morton assurait aussi que ces perfectionnements étaient une véritable découverte qui lui permettrait de monopoliser toute la pratique des dentistes de cette ville, et qui lui vaudrait 200 piastres (dollars) par jour.

Il paraît donc certain que M. Morton consuma son temps et son énergie, pendant l'été et au commencement de l'automne de l'année 1846, à pousser cette dernière découverte, comme on en peut juger par les paroles de Wilson. Ce sont, sans doute, les différentes insinuations que donna M. Morton sur ce sujet, et l'usage qu'il fit de l'éther chlorique pour détruire la sensibilité des dents, qui constituent la base des souvenirs confus et sans suite de ses témoins. Et ils ne peuvent prétendre donner des bases plus solides à leurs souvenirs.

CHAPITRE II.

On s'est appuyé sur les lettres des MM. Metcalf et Wightman (1) pour prouver que le 30 septembre 1846, M. Morton connaissait l'idée du nouvel emploi de l'éther sulfurique. Les lecteurs prudents ajouteront moins de foi à des lettres qu'à des déclarations données sous serment. Rien n'est plus utile qu'un serment pour donner de l'exactitude aux souvenirs des témoins honnêtes, qualité que possèdent certainement ces messieurs. Le témoin lui-même attache alors

_____

(1) M. Wightman est un mécanicien.

plus d'importance à ses témoignages, se montre moins vague dans ses attestations et plus attentif à dire la vérité. Une
cour de justice rejetterait comme preuves insuffisantes des
témoignages aussi vagues que ceux qui sont renfermés dans
la lettre de M. Wightman, à moins qu'ils ne fussent ap-
puyés par d'autres déclarations; malheureusement cet appui
manque entièrement à ce cas.

M. Wightman dit qu'il fit la première connaissance de
M. Morton dans l'été de l'année 1846. Nous pouvons presque en déterminer la date avec l'aide de M. Chamberlain,
mécanicien. Celui-ci témoigne que M. Morton vint chez lui
« *vers la fin de l'été ou au commencement de l'automne,* » et
lui demanda des sacs à gaz pour un appareil à chalumeau
dont il avait besoin, sans doute pour continuer les perfectionnements mécaniques qu'il comptait introduire dans
l'art du dentiste. M. Morton, n'étant pas satisfait de ses prix,
lui demanda si l'on ne fabriquait pas de semblables appareils autre part en cette ville; M. Chamberlain l'adressa
alors à M. Wightman. M. Morton lui demanda alors quel
était ce M. Wightman, et le pria de lui indiquer l'endroit
où il faisait son commerce. La première connaissance de
M. Wightman avec M. Morton se fit donc nécessairement
après cette époque. M. Wightman déclare que sa seconde
entrevue n'eut lieu, autant qu'il se le rappelle, que quelques semaines après la première; et, suivant le témoignage
de M. Morton, ce ne peut être que vers le milieu de septembre, après son retour de la campagne, où il était allé au
commencement d'août.

D'après le témoignage de l'autre partie, nous pouvons
donc rapprocher au mois d'octobre la date de cette entrevue. Nous ne pouvons donc attacher que peu de valeur à la
circonstance qui fait penser à M. Wightman qu'elle eut lieu
avant le 28 septembre, surtout d'après la manière dont il
l'envisage lui-même. Encore, pour quelle raison M. Morton
chercha-t-il une seconde entrevue avec M. Wightman? Ce-

lui-ci nous répond que c'était pour s'assurer de l'effet de l'éther sur la gomme élastique. N'est-il, par conséquent, pas probable que cette seconde entrevue ait eu lieu lorsque, après le 30 septembre, M. Morton commença ses recherches sur un instrument d'inhalation pour l'éther sulfurique ? N'est-il donc pas aussi probable qu'au sortir de chez M. Chamberlain, M. Morton alla directement chez M. Wightman et qu'il lui demanda quels étaient les étoffes et les sacs qu'il pourrait employer conjointement avec l'appareil à chalumeau qu'il inventait alors ? Ne se peut-il pas que M. Wightman ait confondu cette entrevue avec la conversation ou les conversations qui eurent lieu entre eux lorsque, après le 30 septembre, il construisait un appareil d'inhalation avec des sacs enduits de gomme élastique ? Ou si, au sortir de chez M. Chamberlain, M. Morton n'alla pas chez M. Wightman, celui-ci n'aurait-il pas avancé *tant soit peu* la date de ladite entrevue ? Nous dirons *tant soit peu*, car quelque grande époque que nous admettions, elle ne pourra être que de quelques jours. Une personne qui pose ses dates d'une manière aussi vague que le fait M. Wightman, peut se tromper sur ce point beaucoup plus facilement qu'elle ne le pense. Au fait, si au 28 septembre M. Morton et M. Wightman conversèrent ensemble, dans les *wagons*, sur l'insensibilité produite par l'éther, il ne fut probablement question que de l'éther chlorique employé seulement comme narcotique dans la destruction de la sensibilité des dents ; et, suivant Wilson, M. Morton employait alors de l'éther chlorique à cet effet.

D'autres circonstances prouvent encore que M. Wightman se trompait et confondait la date en rappelant l'entrevue dont nous avons parlé, et que M. Morton ne le consulta pas avant le 30 septembre sur l'effet produit par l'éther sur la gomme élastique. Il est vrai que M. Morton inventait antérieurement au mois de septembre un instrument d'inhalation avec de la gomme élastique : pourquoi Hayden ne se rappellet-il pas ce fait, et pourquoi Leavitt, Wightman et Spear n'en rendent-ils pas témoignage? Certainement, il était important de confirmer les déclarations de M. Wightman et d'établir la validité des prétentions de M. Morton. Cependant ces témoins se taisent sur ce point. Peut-être se le rappelleront-ils maintenant.

Remarquez aussi l'absurdité des déclarations de M. Morton sur ce sujet. Après avoir raconté son entretien avec M. Wightman, il dit : « Je pris un tube de verre chez M. Wightman ; j'achetai, chemin faisant, un sac de gomme élastique, et je rentrai dans mon cabinet. » Il fut chez M. Wightman pour acheter le même objet, et le pria de lui faire voir quelques-uns de ses sacs à gaz. Pourquoi donc ne fit-il pas cet achat chez M. Wightman ? M. Morton acheta un sac à gaz en se rendant à son cabinet! Où l'acheta-t-il? à quel magasin? Pourquoi M. Morton n'a-t-il pas fixé la date de sa visite à M. Wightman, et pourquoi n'a-t-il pas confirmé le récit obscur de ce monsieur par le témoignage de celui qui lui vendit le sac à gaz?

Si M. Morton acheta un sac à gaz avant le 28 septembre, pourquoi en aurait-il besoin d'un autre le 30 du même mois, lorsqu'il fut en emprunter un au laboratoire du Dr Jackson? Le premier sac est celui que Spear jura avoir vu dans le cabinet de M. Morton pendant le mois d'août : avait-il été dissous par l'éther, ou bien imaginait-il un appareil d'inhalation très-compliqué?

M. Morton déclare encore qu'au retour de chez M. Wightman, « il envoya Leavitt chez le Dr Gay, chimiste, pour lui soumettre cette simple question : L'éther peut-il dissoudre la gomme élastique? » Ledit Leavitt revint en disant que le Dr Gay n'était pas chez lui. Leavitt a cependant déclaré depuis que, voulant aller chez le Dr Gay, *il ne trouva pas sa demeure.* Il est vrai qu'il n'a pas fixé la date de sa visite ; mais il n'est pas prouvé qu'il y fut envoyé deux fois, et le langage qu'il met dans la bouche de M. Morton prouve

que tous deux font allusion au même fait. Cette contradiction des déclarations de Leavitt et de M. Morton n'ajoute-
t-elle pas plus d'improbabilité aux dépositions de ce dernier?

Nous concluons donc que la narration faite par M. Morton de sa visite à M. Wightman, au mois de septembre,
est tout à fait absurde et sans probabilité. Nous concluons
aussi que le témoignage de M. Wightman doit avoir rapport à une entrevue qui eut lieu entre ces messieurs au mois
d'octobre, à laquelle époque, nous n'en disconvenons pas,
M. Morton le pria de lui procurer quelques appareils pour
l'inhalation de l'éther.

Venons maintenant à la lettre de M. Metcalf. Depuis que
sa lettre est écrite, ce monsieur a déclaré que la fiole d'é-
ther que M. Morton tenait dans sa main, lorsqu'au commencement de l'été 1846 il le rencontra dans la pharmacie
de Burnett, pouvait avoir la capacité d'une ou deux onces.
Nous apprenons que M. Metcalf ne veut pas déclarer sous
serment qu'elle contenait de l'éther sulfurique; il croit seulement que l'étiquette le portait. Metcalf ne jurera probablement pas que M. Morton acheta réellement la fiole et
l'éther. Morton l'avait dans sa main; par conséquent lui,
M. Metcalf, crut qu'il l'achetait. Probablement encore
M. Metcalf ne jurera pas que M. Morton fit sur cet éther
d'autres questions que celles que l'on fait le plus ordinai-
rement, en supposant qu'il en ait fait. Il ne pourra pas non
plus certifier que la conversation qui s'engagea alors sur le
remplacement du protoxyde d'azote par l'éther n'ait pas
été suggérée par lui-même. Ceci est très-probable, car
M. Metcalf avait fait lui-même des expériences avec ce gaz.
Supposons même que la fiole contînt de l'éther sulfurique:
ne se peut-il pas que M. Morton voulût essayer s'il ne valait
pas mieux, pour détruire la sensibilité des dents, que l'éther
chlorique dont il faisait usage? Remarquez ensuite que
M. Morton nous a dit l'usage qu'il faisait de l'éther qu'il
achetait en d'autres occasions. Nous dira-t-il ce qu'il fit avec

celui-ci? M. Metcalf ajoute que sa conversation avec M. Morton fut tout à fait accidentelle *et qu'il l'oublia bien vite*, mais qu'il se la rappela quelque part en Europe, lorsqu'il entendit parler de la découverte du nouvel emploi de l'éther. Cette dernière circonstance n'est-elle pas la seule qui lui ait permis de rattacher à une conversation oubliée la découverte importante de l'application de l'éther sulfurique? Si nous examinons ensemble la lettre de M. Metcalf et l'autre témoignage, nous verrons qu'il est bien plus raisonnable de supposer que les recherches de M. Morton sur l'éther ne regardaient que l'éther chlorique.

Passons maintenant au mémoire de M. Morton. Nous avons prouvé que son histoire du chien de Terre-Neuve était fausse, ainsi que celle de l'achat de l'éther *sulfurique* au mois d'août, par Hayden chez M. Burnett : *premier* et *second mensonge.* Le fait de la dame-jeanne : *troisième mensonge.* L'inhalation que fit Spear d'une partie de l'éther qu'elle contenait : *quatrième mensonge.* L'analyse d'une partie de cet éther : *cinquième mensonge.* Il prétend que si l'éther que contenait la dame-jeanne eût été d'une meilleure qualité, il eût fait la découverte de l'éthérisation au mois d'août au lieu de la faire au mois de septembre : *sixième mensonge.* Les deux expériences qu'il fit sur lui-même : *septième* et *huitième mensonge.* Il rapporte son entrevue du 30 septembre avec le Dr Jackson, et dit qu'il crut alors pouvoir pousser la supercherie jusqu'au point de demander au Dr Jackson, si l'éther sulfurique était liquide ou gazeux, de peur qu'il n'arrachât le butin de ses mains : *neuvième mensonge.* Il déclare avoir pris de l'éther au 30 septembre, avec un flacon et un tube qu'il rapporta du laboratoire du Dr Jackson, et ce tube ne lui fut prêté que trois mois plus tard, comme le prouve la suite des affeidavits de Barnes et Mac Intire. Ils ne lui furent prêtés que trois jours plus tard : *dixième mensonge.* Il raconte le 1er octobre, dans le laboratoire du Dr Jackson, que le 30 septembre il respira de l'éther sulfurique avec un mouchoir : d'après Barnes et Mac Intire, c'est un *onzième mensonge*. Warren dit dans sa brochure, qu'à la même occasion, M. Morton aspira de l'éther avec une éponge; ce dernier soutient le fait: *douzième mensonge*. (Il donne ainsi trois récits différents d'une expérience qu'il est prouvé n'avoir jamais faite.) Son récit d'une extraction de dent faite à l'épouse et la tante du Dr Jackson est faux; madame Bridge et mademoiselle Bartlet le prouveront : *treizième mensonge*. Il assura faussement que sa première heureuse expérience fut publiée avant qu'il le sût, comme le prouvera l'affeidavit suivant : c'est un *quatorzième mensonge*. Nous nous arrêtons, non pas parce que le lecteur a entendu tous les mensonges qui se trouvent dans le Mémoire de M. Morton, mais parce que nous lui avons déjà enlevé assez de considération. Nous demandons pardon au lecteur, si nous nous sommes trop départi de la dignité qui appartient à une discussion aussi grave.

Je soussigné, A.-G. Tenney, de Boston, comté de Suffolk, état de Massachusetts, déclare, sous la foi du serment :

Que je fus témoin oculaire de l'expérience faite avec la vapeur d'éther par M. W.-T.-G. Morton de cette ville. Ce fait se passa dans son cabinet l'après-midi du 30 septembre 1846. Ceci a trait à l'expérience faite sur M. Eben H. Frost.

Le lendemain matin, M. Morton fut au bureau du *Daily Evening Journal*, avec lequel j'avais alors des rapports, et me pria d'insérer dans le numéro du soir un article sur ladite expérience. Je lui dis que les règles du bureau requéraient qu'il prît d'abord dans le journal un abonnement pour les annonces. Dans la matinée, j'appris que M. Morton avait fait insérer des annonces. J'écrivis alors sur la susdite expérience un article qui parut le soir même.

Le matin même, nous avions beaucoup causé sur l'expérience de la veille. Dans le cours de cette conversation, M. Morton me dit que le Dr Jackson lui avait assuré que la

préparation dont il fit usage était tout à fait sûre et sans
danger, et ne pouvait faire aucun mal. Il me répéta la même
chose quelques jours après. Dans l'espace de temps qui s'é-
coula entre le 10 septembre 1846 et le 1er octobre suivant, je me
trouvai de temps en temps chez M. Morton ; je pouvais parcourir tous les lieux qui servaient à ses opérations, je les
visitai tous. Je ne vis jamais, pendant cet intervalle de
temps, aucune apparence d'éther, soit sulfurique, soit chlorique, soit d'une autre sorte d'éther dans son cabinet. Je
crois qu'il ne pouvait s'y trouver d'éther sulfurique sans que
je me fusse aperçu de son odeur, si l'on en eût fait usage.
Je ne vis jamais M. Morton administrer de l'éther, excepté
dans l'après-midi du 30 septembre susdit, quoique je fusse
allé très-souvent dans son cabinet depuis le 12 octobre 1846,
jusqu'au commencement de l'année 1847.

D'après les dires et les expressions des aides du cabinet,
je fus porté à conclure qu'ils n'avaient aucune confiance
dans la science de M. Morton sur la nature et l'application
convenable de l'éther. Il semblait que M. Morton était peu
ou point responsable de ses expériences.

A.-G. Tenney.

Nous arrivons maintenant au 30 septembre. Nous avons
suivi M. Morton et pesé ses témoignages jusqu'à ce jour ;
nous avons tâché d'en discuter tous les articles avec bonne
foi. Voyons maintenant M. Morton dans le laboratoire du
Dr Jackson. Nous demandons à M. Dana, auteur du Mémoire de M. Morton, nous demandons au président des commissaires de l'hôpital de Massachusetts, qui essaye de justifier avec tant de zèle les prétentions de M. Morton ; nous leur
demandons : Quelle connaissance ce dernier pouvait-il avoir
en ce jour de cachée pour le Dr Jackson ? Quelles preuves peu-
vent-ils nous fournir, constatant que M. Morton ait fait antécé-
demment de la nouvelle application de l'éther un sujet d'ob-

servation, de recherches, d'études ou d'expériences? M. Morton nous dit dans son mémoire que, lors de son entrevue avec le Dʳ Jackson, il ne parla pas de la connaissance qu'il avait acquise et qui avait été le résultat de ses études ou de ses expériences, de peur que le Dʳ Jackson ne vînt à soupçonner cette découverte et ne la lui volât. Remarquez que nous devons ici nous fier entièrement à la parole seule de M. Morton, et nous nous flattons d'en avoir fait connaître déjà toute la valeur au public. Le récit que fait M. Morton de cette entrevue a été substitué par MM. Dana et Bowditch aux narrations claires et franches qui se trouvent dans les affeidavits de MM. Barnes et Mac Intire (1). Nous pouvons en outre ajouter à la relation de cette entrevue un troisième récit d'accord, presque à la lettre, avec celui de Barnes et Mac Intire que M. Morton lui-même fit à Wilson, sans que celui-ci le lui demandât. « M. Morton, dit Wilson, me
« racouta les faits suivants : Un jour une dame vint me de-
« mander à mon cabinet pour lui faire un assortiment
« complet de dents artificielles. Il était nécessaire de lui
« arracher différents chicots. La dame était timide et sen-
« sible; elle avait grande peur de l'opération. Afin de la
« déterminer à me laisser faire usage de l'instrument, je
« résolus d'agir de quelque manière que ce fût sur son
« imagination. Je fus donc au laboratoire du Dʳ Jackson
« pour me procurer un sac de gomme élastique que j'aurais
« rempli d'air atmosphérique, et persuadant alors à la ma-
« lade d'en respirer le contenu, j'aurais eu soin de lui as-
« surer qu'elle n'éprouverait plus aucune douleur de l'opé-
« ration. Le Dʳ Jackson repoussa l'idée que j'avais de faire
« un pareil mensonge. Il me dit de lui administrer de la
« vapeur d'éther sulfurique par le moyen d'un mouchoir
« ou d'une toile pliée plusieurs fois sur elle-même, en
« m'assurant que la malade serait insensible, et que je

(1) Voyez les pièces justificatives.

« pourrais alors lui arracher sa dent sans qu'elle s'en aper-
« çût. Je m'emparai immédiatement de cette nouvelle idée,
« et je commençai alors mes expériences avec l'éther. » Ces
faits ont été reconnus par M. Morton lui-même, volontairement et contre son propre intérêt. Fait très-signifi-
catif devant la loi.

Ces trois récits, placés ensemble, prouvent d'une manière
indubitable qu'au 30 septembre M. Morton ignorait complétement les propriétés et les effets de l'éther sulfurique.
Ils prouvent aussi, d'une manière également indubitable,
que le Dr Jackson connaissait alors l'éther comme un agent
anesthétique sûr et praticable; qu'il communiqua cette
découverte à M. Morton, et qu'il la lui confia pour l'employer dans les opérations chirurgicales et afin d'en démontrer les effets nouveaux. Il lui donna toutefois les instructions nécessaires, et prit sur lui-même toute la responsabilité
de ses expériences. Le plaisir qu'éprouva M. Morton en re-
cevant cette confidence ne fut égalé que par son ignorance
de l'agent qui lui était confié.

CHAPITRE III.

Le génie du Dr Jackson ne se reconnaît pas moins dans
les expériences qui furent faites sur cette nouvelle découverte que par l'originalité de l'idée. Parce que M. Morton
enleva le premier une dent à son malade sans lui causer de
douleur, doit-on pour cela le considérer comme l'auteur de
cette nouvelle application de l'éther? Pourquoi n'enlevez-
vous pas alors à Colomb le titre glorieux qu'il a conquis en
découvrant le nouveau monde, et ne le donnez-vous pas à
ce matelot qui le premier cria : Terre ! du haut du mât ? Soit
que nous remontions à l'origine de cette idée, soit que nous
considérions les expériences qui en furent le complément,

c'est toujours la haute intelligence du Dr Jackson que nous apercevons. Cette haute intelligence, M. Morton la voyait comme nous dans les premiers temps que l'on fit usage de ce nouvel agent. Le génie seul du docteur Jackson était reconnu par les aides de son cabinet; seul il les guidait dans les expériences qu'ils firent pour démontrer cette nouvelle découverte.

Nous nous embarrassons peu si, par ce mot *découverte*, M. Morton entend *origine* ou *expérimentation* soit l'un seul, soit les deux à la fois. Dans les premiers temps qu'il employa l'éther dans son cabinet, il proclamait sans hésiter le Dr Jackson comme le seul et unique auteur de la découverte. Et, certes, il ne le faisait que parce qu'il y voyait, avant tout, le génie du Dr Jackson, soit qu'il en considérât l'origine, soit qu'il en fît l'expérience. C'était le tribut que son propre bon sens et celui des autres expérimentateurs attachés à son service les forçait de rendre à celui dont le génie avait dirigé toutes leurs expériences.

Pour prouver ces points, écoutons d'abord M. Morton, et ensuite les opérateurs qui l'aidaient.

Wilson dit (1) : « M. Morton me déclara, au mois de novembre de l'année 1846, qu'il devait au Dr Jackson l'idée du nouvel emploi de l'éther, et qu'il en avait reçu des instructions sur la manière de s'en servir. »

Il dit encore : « Quant à l'originalité de la découverte, je ne puis douter quel en est l'auteur ; car mon opinion est entièrement fondée sur les récits et les déclarations de M. Morton, dans lesquels il attribuait l'originalité de la découverte au Dr Jackson, toujours, uniformément et sans réserve, ne se nommant jamais, si ce n'est en disant qu'il était la première personne qui avait eu le bonheur d'en recevoir la communication du Dr Jackson. »

---

(1) Dans toutes les citations de témoignages, nous renvoyons nos lecteurs aux pièces justificatives.

Robinson. « M. Morton admettait sans réserve que la découverte était liée à une autre personne dont elle tirait son origine, et que le Dʳ Jackson était cette personne. »

Blaisdell. « M. Morton déclara que ce fut le Dʳ Jackson qui, le premier, lui suggéra l'idée d'employer de l'éther sulfurique pour la destruction de la sensibilité. Je lui demandai donc si c'était le docteur Jackson qui avait fait cette découverte. M. Morton me répondit immédiatement que oui, et que c'était le Dʳ Jackson qui lui avait donné les instructions nécessaires pour l'administrer convenablement; que, les ayant suivies sur tous les points, ses expériences (celles de M. Morton) avaient été couronnées de succès, et avaient répondu entièrement aux prévisions du Dʳ Jackson. Je rencontrai M. Morton très-souvent dans la suite, et chaque fois que nous parlâmes de l'éther, il me fit les mêmes déclarations, accordant toujours au Dʳ Jackson tous les droits à cette découverte. »

Payne (entrevue avec M. Morton à son cabinet, le 2 janvier 1847). « M. Morton répéta énergiquement que le Dʳ Jackson était le seul auteur de la découverte de l'agent qui produisait l'insensibilité à la douleur, et qu'il la lui avait communiquée; de plus, que c'était le Dʳ Jackson qui lui avait appris tout ce qu'il savait de ses propriétés et de son application; qu'il n'avait jamais pensé à employer l'éther sulfurique, et n'aurait jamais cru qu'il pût détruire la sensibilité avant que le docteur Jackson le lui eût appris et lui eût donné les explications nécessaires pour en faire usage. »

Le Dʳ Payne nous est recommandé par l'honorable A.-R. Hadley, président de l'assemblée de l'état de New-York, et par d'autres citoyens très-respectables de cet état, comme un homme plein de franchise et de véracité, et l'un des plus distingués de sa profession.

M. Morton attribuait-il cette découverte au Dʳ Jackson, avec un langage aussi énergique, afin seulement d'inspirer au Dr Payne de la confiance en elle et de lui faire acheter un droit dans sa découverte?

Mais le Dr Payne, lorsqu'il vint en cette ville, avait déjà fait usage de l'éther depuis très-longtemps ; il en avait étudié les propriétés et il s'était assuré qu'il pouvait en faire usage pour la fin que l'on venait de lui découvrir. Un arrêt de sursis venait de lui être signifié à Troy ; il venait à Boston non pour y prendre des informations, mais pour y chercher protection. Il n'avait affaire qu'au propriétaire du brevet et non à l'auteur de la découverte. M. Morton offre au Dr Payne d'aller avec lui chez l'auteur de la découverte, qui lui donnerait tous les renseignements qu'il pourrait désirer. Mais non, le Dr Payne ne peut être plus convaincu qu'il ne l'est maintenant, fût-ce par l'un des meilleurs chimistes du pays, de la sûreté avec laquelle on peut employer le nouvel agent. Quel motif M. Morton avait-il donc de dire à ce monsieur que la découverte appartenait exclusivement au Dr Jackson, lorsqu'il savait que les affirmations du docteur ne lui seraient d'aucune utilité? Est-ce naturel d'abdiquer ainsi volontairement une découverte dont on prévoyait déjà toute la grandeur et l'importance? Nous ne pouvons expliquer les déclarations de M. Morton autrement qu'en supposant qu'il y croyait sincèrement. Il y eut beaucoup d'autres personnes qui vinrent consulter M. Morton, propriétaire du brevet, précisément pour les mêmes raisons que le Dr Payne, et il fit à toutes les mêmes déclarations.

Venons maintenant à ses opérateurs :

Je soussigné, L. E. Hemmenway, de Boston, comté de Suffolk, état de Massachusetts, dépose et dis, sous la foi du serment :

Que j'ai été aide dentiste dans le cabinet de M. W.-T.-G. Morton, de cette ville, depuis à peu près le 15 octobre 1846, jusqu'au commencement de l'année 1847.

Tant que je restai dans le cabinet de M. Morton, je crus que le Dr Charles T. Jackson, de cette ville, était le seul et premier auteur de la découverte de l'éthérisation. J'avais alors coutume de signifier souvent cette opinion à d'autres personnes. Je fondai mon opinion sur les faits suivants : 1° Les expérimentateurs requéraient la décision et les instructions du Dr Jackson sur toutes les discussions qui s'élevèrent dans le cabinet sur la nature et les propriétés de l'éther sulfurique, ainsi que sur la sûreté de son usage et la manière dont il convenait de l'employer (ces discussions étaient journalières dans les premiers temps que nous l'employâmes). C'était M. Morton ou son beau-frère, M. Francis Wightman, qui soumettait ces discussions au Dr Jackson, et qui nous apportait sa décision.

2° Dans les premiers temps que nous employâmes l'éther, M. Morton ne parut ni ne prétendit avoir d'autres connaissances sur sa nature et ses effets, si ce n'est celles qu'il tirait du Dr Jackson.

3° Jamais, à ma connaissance, il ne respira de la vapeur d'éther, ni ne parla de l'avoir fait; jamais, à une exception près, il ne l'administra lui-même dans le cabinet à aucun malade, lors de la première période de son emploi.

4° Le Dr Jackson, nous disait-il, lui assurait constamment que la vapeur d'éther purifié, donné comme agent d'insensibilité dans les opérations sur les dents, ou dans toute autre opération chirurgicale, était parfaitement sûre lorsqu'on l'administrait convenablement.

5° Il déversait sur nous et sur le docteur Jackson toute la responsabilité des conséquences qui auraient pu résulter de nos expériences.

6° En général, nous n'osions suivre les quelques instructions qu'il hasardait sur sa propre responsabilité, car nous les regardions comme peu judicieuses, lorsqu'elles étaient différentes de celles qui nous venaient du Dr Jackson.

7° Enfin, les bruits ordinaires qui circulaient dans le cabinet pendant les premiers jours que nous employâmes l'éther, proclamaient le Dr Jackson auteur exclusif de la nouvelle découverte. Autant que je puis en juger, M. Morton en était parfaitement instruit, mais ni lui, ni personne ne les contredit jamais.

D'après les instructions et l'autorité qui nous venaient de la manière dont je l'ai indiqué précédemment, le Dr Jackson était tellement lié à nos expériences, et nous avions si peu de confiance dans les instructions de M. Morton, que nous rejetions celles-ci, et que, si l'éthérisation n'eût pas réussi, nous aurions attribué cette non-réussite au Dr Jackson, non à M. Morton.

L. E. HEMMENWAY.

État de Massachusetts (comté de Suffolk).

Boston, 4 mai 1848.

Témoignage fait, en ce jour, sous la foi du serment, par le nommé Hemmenway, devant moi.

S.-W. ROBINSON,
Juge de paix.

Hunt dit : « Nous prîmes les instructions du Dr Jackson pour règle dans nos expériences. Nous ne voulûmes pas suivre les avis que nous donnait M. Morton de temps en temps, parce qu'elles étaient imprudentes et peu judicieuses. »

Wilson dit : « Je me guidai, dans mes expériences sur l'éther, par les avis et les assurances qui me venaient du Dr Jackson, et je ne me fiai qu'à elles seules. Je les recevais par l'entremise de M. Morton. *Nous n'osions suivre les avis de celui-ci.* Si nous eussions suivi même les quelques avis qu'il nous donna sur sa propre responsabilité, et si nous ne nous étions pas tenus strictement aux instructions du Dr Jackson, reçues comme je l'ai dit précédemment, et que nous ne nous fussions fiés qu'à son autorité, je suis sûr que des effets fatals et dangereux s'en seraient suivis, et qu'alors l'éthérisation aurait échoué. »

Tenney nous dit : « D'après les dires et les expressions des aides du cabinet, je fus porté à conclure qu'ils n'avaient aucune confiance dans la science de M. Morton sur la nature et l'application convenable de l'éther. Il semblait que M. Morton était peu ou point responsable de leurs expériences. »

Un mot sur les personnages dont nous avons reproduit les témoignages. Parmi eux se trouvent compris tous ceux qui firent des expériences avec l'éther, dans le cabinet de M. Morton, pendant l'automne de l'année 1846, excepté M. Hayden, le même qui appartient à la coterie des témoins de M. Morton. M. Hayden ne l'administrait que très-rarement, quand il y avait plus de besogne qu'à l'ordinaire. Les personnes dont nous avons reproduit les témoignages ont observé jusqu'à présent une stricte neutralité. Animés par l'esprit de corps, ils ne voulaient rien dire qui fût préjudiciable à celui qu'ils avaient servi; mais ils ont enfin senti qu'il était de leur devoir envers le public de démontrer, en exposant les faits qu'ils connaissaient parfaitement, à cause de leurs rapports avec M. Morton, la grossièreté et l'impudence de l'imposture qu'il avait essayé d'imposer au monde.

On a accusé M. Barnes de manquer d'exactitude dans son témoignage, parce qu'il y avait déjà six à huit mois que la conversation qu'il rapporte avait eu lieu, lorsqu'il la mit par récit. Si cet intervalle de temps est réel, ce serait une preuve de la justesse et de la fidélité étonnante de sa mémoire, car son récit est semblable, presque mot pour mot, à celui que M. Morton fit à Wilson, au mois de novembre de l'année 1846; récit que nous avons déjà rapporté. Mais il ne s'est pas écoulé un si long espace de temps. Le témoignage de M. Barnes était écrit six semaines après ladite conversation.

Nous avons de nombreuses preuves de ceci.

Pour terminer ce que nous avons dit dans les deux chapitres précédents, nous dirons que nous possédons une copie d'une déclaration du Dr Augustus A. Gould de cette ville, qu'il fit dans les premiers temps de cette controverse pour remplir un engagement qu'il avait conclu avec M. Morton. Cette déclaration était expressément destinée à définir les droits que possédait M. Morton à la découverte de l'éthérisation. Dans cette déclaration, nous ne voyons aucune allusion aux expériences que M. Morton prétend avoir faites avant le 30 septembre 1846.

Encore, pourquoi, lorsque M. R.-H. Eddy, celui qui lui conseilla de prendre un brevet sur cette nouvelle découverte, lui dit que le Dr Jackson devait y être de moitié, en tant qu'il avait été le premier à suggérer l'idée du nouvel emploi de l'éther; pourquoi, disons-nous, M. Morton ne répondit-il pas à M. Eddy que cette idée résultait au moins en partie de ses expériences personnelles et de ses études antérieures? Pourquoi convint-il entièrement que cette idée venait de la source que lui assignait M. Eddy, et pourquoi a-t-il agi exactement de manière à confirmer cette conviction par une conduite qui en résultait si naturellement?

CHAPITRE IV.

L'idée de la possibilité d'appliquer l'éther sulfurique à la destruction de la sensibilité pendant les opérations chirurgicales était parfaitement connue du Dr Jackson, avant le 30 septembre 1846. En ce jour, le Dr Jackson introduisit pour la première fois ce nouvel agent dans la pratique de la médecine et de l'art du dentiste, par le moyen de M. Morton. —Pour prouver ceci, nous citerons les paroles du Dr Gay.

« Depuis de longues années, M. le Dr Jackson avait coutume, en travaillant dans son laboratoire, de respirer de
temps en temps de la vapeur d'éther sulfurique, pour se soulager, lorsqu'il s'était exposé à certaines vapeurs nuisibles
et irritantes. »

« Il savait que les physiologistes supposent qu'une inhalation prolongée de cette vapeur était dangereuse. Il y a six ans
qu'il voulut observer complétement les effets de cette inhalation. Il respira de la vapeur d'éther plus longtemps qu'il
ne l'avait fait jusqu'alors. Le sommeil et la perte de sentiment en furent les premiers résultats. Il observa que cet
effet fut de courte durée, qu'il n'était accompagné d'aucune
sensation désagréable et qu'aucun des symptômes ne paraissait dangereux. Pendant l'hiver de 1841 à 1842, il respira de l'éther sulfurique pour se débarrasser de la sensation désagréable qu'il éprouva en respirant accidentellement le chlore. Il pensa qu'il serait soulagé s'il parvenait
à combiner l'hydrogène contenu dans l'éther avec le chlore
pour former de l'acide chlorhydrique, lequel acide serait
moins irritant que le chlore pur ; il aurait respiré ensuite de
l'ammoniaque pour neutraliser l'acide et pour former du
chlorhydrate d'ammoniaque, agent encore moins irritant. Il
respira d'abord de l'éther sans qu'il se produisît de perte de
sentiment, mais il obtint quelque soulagement. Ensuite,
comme il souffrait encore beaucoup du chlore, il continua
l'expérience si loin, qu'il produisit une insensibilité complète et générale. Il ressentit un soulagement parfait, avant
même d'avoir perdu connaissance, et ce soulagement continua
quelque temps après que la sensibilité fut revenue. Quand
l'économie se fut débarrassée entièrement de l'influence de
l'éther, les sensations pénibles revinrent, quoique avec
moins de violence. »

« Le Dr Jackson conseilla aussi l'emploi de l'éther sulfurique à l'un de ses élèves, le Dr William F. Channing, qui
souffrait du chlore : le chlore lui faisait éprouver une sensa-

tion spasmodique, et pour citer ses paroles, une suffocation telle qu'elle lui fit appréhender un résultat fatal et immédiat. Il trouva aussi dans l'éther un soulagement parfait quoique temporaire. Il est évident, par conséquent, puisque ce soulagement dura si peu que l'on pouvait en donner une explication différente de celle fondée sur la possibilité de la neutralisation du chlore par l'hydrogène de l'éther et de l'acide par l'ammoniaque ; car si cette double combinaison du chlore avec l'hydrogène et de l'acide avec de l'ammoniaque avait été formée une fois pour toutes, elle aurait été permanente et le soulagement aurait été aussi permanent. Mais ceci n'arriva pas, car la sensation particulière et désagréable que produit le chlore revint, mais cependant avec moins de violence. »

« On se demandera maintenant jusqu'à quel point on peut accorder au Dr Jackson l'honneur d'avoir découvert le caractère précis de la perte de sentiment produite par l'inhalation de la vapeur d'éther sulfurique, et surtout d'avoir connu le fait important de la sûreté avec laquelle on pouvait l'administrer. Avant ses observations, les autorités de la science considéraient l'insensibilité complète produite par l'éther comme plus ou moins dangereuse ; on en avait vu des résultats fâcheux. Des jeunes gens avaient respiré cette vapeur assez longtemps pour perdre le sentiment et quelquefois sans en éprouver d'accidents. A Philadelphie, quelques enfants versèrent de l'éther dans une vessie, ils la plongèrent dans l'eau chaude pour vaporiser l'éther, ils respirèrent la vapeur qui se forma. Le Dr Mitchell dit qu'elle fut quelquefois fatale. Ces faits donnent une idée de l'état dans lequel se trouvait la science avant que le Dr Jackson eût fait des recherches sur l'éther. Connaissant l'opinion des autres, mais sachant aussi que cette vapeur avait été respirée quelquefois sans de grands dangers et sans qu'il fût survenu de conséquences désagréables, il fit des expériences hardies sur lui-même ; il arriva enfin à cette conclusion que l'on peut respirer sans danger de la vapeur d'éther mélangée avec une quantité suffisante d'air atmosphérique, et que l'insensibilité qui en résulte a tous les caractères qui ont été déjà décrits et confirmés par des expériences récentes. Je prouverai dans la suite qu'il était parfaitement convaincu de son opinion. Si nous comparons les opinions qui existent maintenant sur les effets de l'éther sulfurique avec celles qui existaient avant les recherches du Dʳ Jackson, et si nous nous rappelons que ce changement lui est dû, nous devons lui accorder le droit d'avoir découvert des qualités que l'on ne peut trop estimer dans l'insensibilité produite par l'éther sulfurique. »

« Le Dʳ Jackson conçut l'idée de prévenir la douleur qui accompagne les opérations chirurgicales par l'inhalation de la vapeur d'éther sulfurique prolongée de manière à produire la perte de connaissance. Le premier pas à faire pour pouvoir appliquer l'éther à cet effet, était de s'assurer de la sûreté qu'il y aurait à le respirer jusqu'à ce point. Pour le reste, on ne pouvait exiger que la description des caractères de cette perte de sentiment. Les principaux qu'il a découverts lui-même sont le peu de temps nécessaire à la production de cet effet, l'état complet d'insensibilité, son peu de durée, la rapidité avec laquelle le malade en revient et une certaine paralysie des nerfs de la sensibilité. Il existe une différence remarquable entre les effets de cette vapeur et celle des autres substances dont l'action sur l'économie a été reconnue. L'éther est le seul corps connu qui produise les effets qui viennent d'être décrits; et lorsque l'on a pris les précautions nécessaires, il ne peut en résulter rien qui s'oppose à son administration. Restait encore à prouver que cette insensibilité serait complète, que tant qu'elle durerait aucun instrument tranchant ne causerait de douleur. Le Dʳ Jackson n'avait aucun doute là-dessus. Comme résultat définitif de ses expériences et de ses réflexions il avait conclu que l'éther sulfurique possédait toutes les qualités nécessaires à une substance susceptible d'être employée pour prévenir la douleur dans les opérations chirurgicales. Il le choisit pour ce grand dessein. »

« Le docteur était arrivé au point de pouvoir conseiller sans crainte une opération sur un sujet soumis à l'influence de la vapeur d'éther. Il communiqua ses observations et ses conclusions sur la destruction de la douleur dans les opérations chirurgicales à plusieurs personnes, et entre autres au Dr Bemis, dentiste éminent, à qui il en parla en 1842, comme le prouve la déclaration ci-jointe dans l'appendice. »

« Pour prouver que l'agent dont le Dr Jackson parla au Dr Bemis était, *en toute probabilité,* de l'éther sulfurique pur et rectifié, voyez la lettre de M. Blake, chimiste distingué, ancien surintendant du laboratoire de Norfolk. »

« Au mois de février de l'année 1846, le Dr Jackson, sachant que M. Joseph Peabody, élève dans son laboratoire, voulait être magnétisé, afin de se faire arracher une dent sans souffrir, lui conseilla de n'en rien faire. Il lui apprit que l'insensibilité serait produite par l'éther sulfurique ; il lui conseilla d'en respirer et de se laisser opérer pendant qu'il serait plongé dans le sommeil qui en serait le résultat. Il lui donna des avis sur la manière de purifier l'éther, et des instructions semblables à celles qui furent données par la suite à M. Morton, et qui furent suffisantes pour la parfaite réussite de l'expérience. Tout ceci fut un acte spontané et volontaire du Dr Jackson, M. Peabody ne lui ayant jamais demandé son avis ou son opinion. Ils conversèrent plusieurs fois ensemble sur l'emploi de l'éther. M. Peabody avait l'intention de tenter l'expérience à son retour chez lui, à Salem. C'est là qu'il commença à distiller de l'éther pour cet effet. A la fin, il renonça à l'expérience, parce que son père, homme scientifique, craignant qu'une irritation des poumons ne s'ensuivît, s'y opposa, et aussi parce que les meilleures autorités s'étaient rangées contre l'opinion du Dr Jackson ; peut-être encore ne voulut-il pas courir un grand risque pour une si légère opération. Le Dr Jackson déclara à M. Peabody, que malgré l'opinion des physiologistes, il était assuré que ce danger n'aurait pas existé. »

«Vers la fin du mois de septembre 1846, M. W.-T.-G. Morton alla au laboratoire du Dr Jackson ; il y emprunta un sac de gomme élastique pour administrer de l'air atmosphérique à une malade, afin d'agir sur son imagination, et de faciliter chez elle l'extraction d'une dent. Le Dr Jackson l'en dissuada. On parla aussi du protoxyde d'azote. La conversation de ces messieurs sur les sujets nommés précédemment dura peu de temps. Elle était finie, que M. Morton n'avait pas encore demandé au Dr Jackson de lui suggérer un moyen par lequel il pût arracher des dents sans causer de douleur. M. Morton avait quitté la chambre dans laquelle se trouvent les appareils et où leur conversation avait eu lieu. Il sortit du laboratoire, et comme il se dirigeait vers la rue, le Dr Jackson le suivit et l'arrêta. »

« Le Dr Jackson apprit alors à M. Morton qu'il pouvait lui fournir le moyen de produire une insensibilité complète et générale, pendant laquelle on ferait une opération chirurgicale sans que le malade ressentît la moindre douleur. Il lui communiqua tout ce qu'il devait apprendre pour le succès de cette expérience ; il lui fit connaître qu'il fallait employer de la vapeur d'éther sulfurique; il lui donna des instructions touchant le degré de pureté nécessaire dans l'éther dont il ferait usage, lui assurant que certainement l'insensibilité serait produite et que l'expérience serait sans danger, si elle était bien faite. Il lui donna les détails les plus minutieux, de manière que M. Morton n'eut plus rien à ajouter pour la réussite de l'opération. Le Dr Jackson prit entièrement sur lui-même toute la responsabilité de l'opération. Il est évident, d'après la question que fit M. Morton en parlant de l'éther sulfurique, *est-ce un gaz?* qu'il en ignorait les qualités et les caractères extérieurs. Il ne croyait pas au résultat que lui pronostiquait le Dr Jackson, et il eut besoin d'en recevoir des confirmations multipliées. Se fiant enfin en la science et en l'autorité du Dr Jackson, M. Morton revint chez lui pour tenter l'expérience. »

« Il paraît ainsi que le Dr Jackson instruisit M. Morton sur tous les points qui avaient rapport au nouvel emploi de l'éther sulfurique. Il ne lui dit pas d'essayer si cet agent valait mieux que tout autre, parce que M. Morton n'était pas apte à former un jugement sur cette matière. Le Dr Jackson prit sur lui seul toute la responsabilité de la chose ; seul il aurait été moralement responsable, si le malade eût perdu la vie. »

« L'éther fut administré par M. Morton, conformément aux instructions du Dr Jackson. Il se l'était procuré à l'endroit indiqué, et avec le degré de pureté qu'on lui avait recommandé. Il en versa sur un mouchoir et le tint près de la bouche du malade. L'insensibilité s'ensuivit bientôt ; il retira le mouchoir et enleva la dent. Le malade revint rapidement et tout à fait de son état d'insensibilité ; il déclara n'avoir pas senti de douleur lorsqu'on lui arracha la dent, ni aucune sensation désagréable, tant que dura l'expérience. Les instructions du Dr Jackson avaient été suivies avec beaucoup de minutie, et ses prévisions n'avaient pas été trompées. »

« Le jour suivant, M. Morton alla trouver le Dr Jackson à son cabinet, et l'informa du succès de son expérience. Le Dr Jackson ne montra aucune surprise, parce qu'il s'attendait à ce résultat. »

On s'appuie sur la lettre que M. Caleb Eddy adressa aux chirurgiens de l'hôpital pour prouver que le Dr Jackson n'appréciait pas la valeur de sa découverte et ne prévoyait pas jusqu'à quel point elle pouvait être appliquée à la pratique de la chirurgie lorsqu'il la communiqua à M. Morton. M. Eddy dit que lorsque le Dr Jackson lui eut raconté les circonstances dans lesquelles il avait confié la découverte à M. Morton, il lui adressa cette question : « Saviez-vous alors que pendant le sommeil d'un homme à qui l'on aurait administré de l'éther, on pourrait le couper avec un couteau sans qu'il ressentît la moindre douleur ? » Il prétend que M. le Dr Jackson répondit : « Non, ni M. Morton non plus. Il commet une grande imprudence en l'employant comme il le fait; il court le risque de tuer quelqu'un. »

Le Dr Jackson se rappelle distinctement la cause qui lui fit faire sa visite chez M. Eddy, ainsi que la conversation qui eut lieu alors. M. Eddy a oublié quel était le caractère général de cette conversation; il ne se rappelle que quelques phrases isolées qu'il inséra dans sa lettre, et qui, si nous les détachons de celles qui les complétaient, pourraient suggérer la conclusion que nous combattons.

Le Dr Jackson nous a assuré qu'il alla trouver M. Eddy pour protester contre la prise d'un brevet sur sa découverte. Il exprimait, en même temps, la répugnance qu'il éprouvait à voir son nom uni, en quelque manière que ce fût, à celui de M. Morton. Pendant cette entrevue, le Dr Jackson raconta à M. Eddy ses anciennes recherches et ses expériences sur l'éther sulfurique, et il lui assura qu'il avait découvert, dès l'année 1842, son efficacité pour détruire la sensibilité. M. Eddy lui demanda alors s'il avait jamais su qu'après l'inhalation de l'éther, on pût couper la chair avec un couteau sans que le malade en ressentît de douleur. Le Dr Jackson répondit qu'il était persuadé que cela pouvait se faire; mais que néanmoins, il fallait tenter une expérience avant de publier cette découverte comme un fait acquis. En conséquence, il avait donné des instructions à M. Morton pour que celui-ci fît une extraction de dent à une personne soumise à l'influence de l'éther. Il paraît donc que M. Eddy n'a pu se rappeler qu'une partie de sa conservation et que son témoignage n'en donne que des phrases éparses et décousues. Si on lit ces phrases de la manière fausse dont il les a rapportées, elles offrent une signification toute différente de celle que leur donnait le Dr Jackson. Il est prouvé qu'avant cette découverte, et alors qu'il la proclamait, le Dr Jackson avait une opinion tout à fait différente de celle que lui attribue M. Eddy. Les témoignages de Barnes et de Mac

Intire viennent à point pour prouver que le Dr Jackson ne pouvait avoir fait usage de ces expressions, surtout en leur donnant cette signification. Barnes déclare que lorsque M. Morton retourna au laboratoire pour raconter sa première expérience, le Dr Jackson ne parut pas du tout surpris, il semblait au contraire attendre ce résultat. Mac Intire témoigne que tant qu'il resta dans le cabinet du Dr Jackson, il ne le vit jamais douter de l'insensibilité causée par l'éther sulfurique. Peabody dit : « Le docteur Jackson faisait toujours allusion aux effets de l'éther sulfurique avec la même confiance, et le succès de la première expérience ne me causa aucune surprise. » La déposition du Dr Hitchcock est conforme à celle-ci. Il eut une entrevue avec le Dr Jackson, après que M. Morton eut fait des expériences sur cette découverte ; le Dr lui déclara alors qu'il se confiait entièrement dans l'éthérisation, et qu'il ne doutait pas que des opérations chirurgicales, même les plus dangereuses, ne pussent être faites sur les malades qui auraient respiré la vapeur d'éther, sans qu'ils en ressentissent la moindre douleur. Les éditeurs ont beaucoup d'autres preuves qui confirment ces dépositions.

Quel est l'esprit juste et dégagé de toute prévention qui refusera de croire maintenant que la découverte de l'insensibilité sûre et complète, produite dans les opérations par l'inhalation de l'éther sulfurique, était connue du Dr Jackson au 30 septembre, alors qu'il la communiqua à M. Morton ?

Nous ne doutons pas que le Dr Jackson n'ait déclaré à M. Eddy, lors de son entrevue, qu'il éprouvait le plus grand regret d'avoir confié une découverte aussi importante à un homme tel que M. Morton. Nous ne doutons pas non plus qu'il n'eût exprimé la crainte que l'ignorance de M. Morton et l'insouciance avec laquelle il faisait usage de l'éther ne missent la vie de quelqu'un en danger. Les assertions de beaucoup de témoins, et celles des opérateurs du cabinet de M. Morton, prouvent qu'il avait donné lieu à ces craintes.

Le Dr Jackson ne laissa pas entrevoir son inquiétude à
M. Eddy seulement, il déclara souvent au Dr Keep qu'il regrettait d'avoir confié la découverte de l'éthérisation à
M. Morton, de lui avoir donné, à lui seul, le droit d'en
faire usage; car son ignorance sur la nature de l'éther et
l'insouciance avec laquelle il en ordonnait l'administration
pouvaient produire des effets graves, sinon fatals. La déclaration du Dr Hitchcock prouve la même chose.

De là vient, en partie, la répugnance qu'éprouvait le
Dr Jackson à voir son nom associé à celui de M. Morton en
tout ce qui avait rapport publiquement à l'éthérisation, et
surtout dans les articles que M. Morton insérait journellement dans les journaux. Ses adversaires ont considéré cette
crainte comme un fait matériel en faveur de M. Morton. Le
Dr Jackson aurait naturellement choisi un moyen plus
digne d'annoncer au monde sa découverte que de se servir
des avis empiriques de M. Morton.

On ne doit pas croire à l'importance des expressions que
M. Eddy attribue au Dr Jackson pour prouver qu'il attachait
peu de valeur à sa découverte. Le Dr Jackson ne les employait que lorsqu'il voulait parler de M. Morton et de son
ignorance. Elles ne s'appliquent ni à l'utilité, ni à la sécurité avec laquelle on peut faire usage de l'éthérisation. Et
même, si plus tard, il eût perdu toute confiance dans l'u-
tilité de sa découverte, cela ne pouvait détruire ce qu'il
avait déjà fait. Le monde entier apprenait la découverte
de l'éthérisation et chaque jour ajoutait de nouvelles preuves de sa valeur inestimable.

Si le Dr Jackson refusa de donner un certificat, comme
M. Morton le dit dans son mémoire, pour déclarer que l'é-
ther était innocent dans ses effets, c'est qu'il ne voulait pas
figurer dans les avertissements de M. Morton, et que sa prudence lui défendait de se rendre responsable de ce que
M. Morton faisait, dans son ignorance, avec un agent dont
on pouvait faire un abus si dangereux.

4

CHAPITRE V.

Le Brevet.

Nous prouverons maintenant que l'adjonction de son nom avec celui de M. Morton dans la patente, ne diminue en rien le droit exclusif que possède le Dr Jackson à la découverte de l'insensibilité produite par l'éther sulfurique.

Tout le monde sait qu'une patente fut délivrée sous les noms réunis du Dr Jackson et de M. Morton, et qu'ils y étaient représentés tous deux comme les auteurs communs de cette découverte. On prétend maintenant que ce fait ne peut empêcher M. Morton de maintenir qu'il est le seul auteur de la découverte de l'éthérisation; car, selon lui, s'il permit au Dr Jackson d'associer son nom au sien dans le brevet, c'était par condescendance pour les avis d'un conseiller. Ce conseiller prétend maintenant que son avis venait de ce qu'il n'avait pas bien saisi le mérite des faits qui assuraient les droits de M. Morton à cette découverte. On objecte également que le Dr Jackson ne peut réclamer l'honneur de toute la découverte à cause du fait suivant : « Sachant que M. Morton avait demandé une patente exclusive, il n'y fit aucune objection; il se contenta de demander, comme médecin, un prix pour l'avis qu'il avait donné. » Le témoignage qui prouve ceci ne vient que de deux personnes, de M. Morton lui-même, et de M. R.-H. Eddy. Nous n'attachons aucune croyance à la déclaration qui se trouve dans le mémoire de M. Morton à l'Académie française, touchant la prise de son brevet. Elle est contredite par les preuves les plus évidentes, c'est-à-dire parce qu'il admet lui-même. Si le récit qu'il fit au Dr Wilson sur ce qui le concernait dans le brevet est exact, récit dont Wilson témoigna sous la foi du serment, alors toutes les allégations contenues dans son mémoire sont fausses. Que l'on sache bien que le Dr Wilson était aide dans le cabinet de M. Morton, qu'il y faisait la partie chirurgicale de l'art du dentiste, et qu'il administrait l'éther lui-même, car M. Morton évitait toute responsabilité à cet égard. Le Dr Wilson avait toute la confiance de celui qui l'employait. Il témoigne, en outre, qu'étant étonné de la phraséologie de la patente, il pria M. Morton de lui expliquer comment il se faisait que son nom y fût inséré. Pour réponse, M. Morton déclare ce qui suit : «Comme il était la première personne qui eût administré de l'éther, il crut avoir le droit de prendre une patente en son propre nom. Pour cela il consulta M. R.-H. Eddy, qui lui conseilla de le faire, mais qui lui dit aussi que le Dr Jackson devait y être de moitié, en tant qu'il lui avait conseillé, le premier, la nouvelle application de l'éther. «Le Dr Jackson, dit M. Morton, ne voulut d'abord « entendre parler d'aucune patente; mais, à la fin, il se « rendit à mes sollicitations et à celles de M. Eddy, et me « permit de prendre un brevet dans lequel il serait nommé « comme auteur de la découverte, et moi le propriétaire. » M. Eddy lui avait dit (à lui M. Morton) qu'il avait le droit de prendre un brevet en son propre nom, et comme il était résolu de le faire, le seul moyen par lequel le Dr Jackson pût sauver l'honneur qu'il avait acquis dans cette découverte était de lui donner son consentement. »

M. Morton est responsable de ce témoignage qu'il fit le 11 novembre de l'année 1846. Alors il disait la vérité, car il ne réclamait pas l'originalité de la découverte. Il en était le propriétaire, et l'honneur appartenait au Dr Jackson. Huit mois après, dans la chaleur d'une controverse, il déclara que le Dr Jackson ne s'était pas opposé à ce qu'il prît une patente exclusive; que le Dr Jackson, croyant qu'il en tirerait un bon parti, voulut seulement *demander un prix pour l'avis qu'il avait donné*. Il laisse ainsi à penser que le

Dʳ Jackson n'avait aucun rapport direct avec la découverte.

Les amis et les défenseurs de M. Morton ont été obligés d'admettre qu'il agit avec duplicité, lorsqu'il confessa que le Dʳ Jackson lui avait communiqué cette découverte, et que le droit qu'il possédait dans le brevet n'était que celui d'un acheteur. Mais ils veulent maintenant tourner cette duplicité à son avantage, en disant qu'il voulait alors s'aider de la réputation scientifique du Dʳ Jackson pour donner plus de poids à sa découverte. Mais le récit que fit M. Morton au Dʳ Wilson n'était pas fait en vue de tromper, c'était une confession volontaire à un ami et à un aide. Il est tenu, par cette confession, à avouer la vérité, et la déclaration qui se trouve dans son mémoire vient trop tard.

Le témoignage du Dʳ Payne vient à temps pour corroborer ce que nous avançons. Il fait usage de l'éther dans la ville de Troy : un arrêt de sursis lui est signifié par un des agents de M. Morton. Il vient à Boston pour voir le propriétaire de la découverte, et pour s'assurer de la validité de la patente qu'il a transgressée. Il cherche alors une entrevue avec M. Morton, et il lui demande pourquoi son nom est inséré dans la patente, puisque le Dʳ Jackson est le seul auteur de la découverte du nouvel usage de l'éther. Le Dʳ Payne a déjà essayé cet agent; il est certain qu'il peut l'administrer sans danger, et il se soucie peu si c'est le Dʳ Jackson ou M. Morton qui en a découvert l'usage. Il n'y a pas de raisons pour le tromper, et ni les assertions du Dʳ Jackson, ni l'autorité de son nom n'ajouteront rien à cette découverte; et il ne s'informe que de la validité de la patente. Le Dʳ Payne témoigne qu'il questionna M. Morton sur la patente, et lui demanda comment il se faisait qu'il y fût intéressé. M. Morton répondit qu'il avait été très-heureux de pouvoir faire un engagement avec le Dʳ Jackson avant tout autre; que ce dernier ne voulait d'abord entendre parler d'aucun brevet, mais qu'il avait enfin réussi à lui acheter tous les droits et tous les intérêts qu'il aurait

pu tirer de la découverte; et que l'intérêt qu'il possédait
(lui M. Morton) provenait simplement d'une cession. Le
Dr Payne déclare aussi que M. Morton ne parla de lui-
même, qu'en disant qu'il avait été assez heureux pour recevoir le premier communication de la découverte de l'é-
thérisation; et qu'il s'était assuré par là un bénéfice pécuniaire très-considérable. Ce fut au mois de janvier 1847 que
M. Morton parla ainsi. Ce langage ne peut se concilier avec
celui de son mémoire.

Le témoignage du Dr Robinson, de Salem, prouve la même
chose. Après avoir parlé de son entrevue avec M. Morton,
il dit: « Je me convainquis, d'après les déclarations de
M. Morton et d'après ce qu'il admit, que l'intérêt qu'il possédait dans le brevet était exclusivement pécuniaire. Il
n'avait nullement la prétention de se faire passer pour
l'auteur original de la découverte; il ne pensait qu'à son
droit pécuniaire. » Permettez-nous de vous renvoyer aussi
à la conversation qui est rapportée dans la déposition de
M. Blaisdell. M. Morton lui dit qu'il est sur le point de
prendre un brevet pour le nouvel usage de l'éther; et
M. Blaisdell lui demande comment il pouvait le faire, puisque, comme il le disait lui-même, le Dr Jackson était l'auteur de cette découverte. En réponse à cette question,
M. Morton déclare qu'il avait acheté du Dr Jackson tous les
droits qu'il pouvait avoir aux profits de la découverte, et
que le docteur lui avait cédé tout l'intérêt qu'il possédait;
car ce dernier ne voulait être nullement intéressé dans au-
cune patente. Cette entrevue eut lieu immédiatement après
que la découverte eut été confiée à M. Morton. Ses amis
diront-ils qu'il trompait M. Blaisdell pour des raisons à lui
connues? Peu de temps après, M. Morton employa Blaisdell comme son agent pour vendre des droits de libre usage
soumis à la patente. Ce dernier affirme qu'il dit constamment aux acheteurs que le Dr Jackson était l'auteur de la
nouvelle découverte, et que M. Morton en était le proprié-

taire. Il ne suivait en cela que les instructions de M. Morton. Est-ce qu'il donna de telles instructions afin d'inspirer de la confiance aux acheteurs, ou avait-il lui-même si peu de confiance en sa découverte, qu'il eût besoin du nom du Dr Jackson pour lui donner du crédit? Nous ne pensons pas que l'histoire de sa vie nous fournisse un autre exemple d'une si grande modestie, ni d'une si grande méfiance de son propre mérite.

Nous requérons ensuite l'attention de nos lecteurs sur une lettre de M. R.-H. Eddy aux chirurgiens de l'hôpital général de Massachusetts. Ce document est important, non pas tant comme une exposition de faits que comme une déclaration de ses opinions. Nous accordons notre assentiment secret à beaucoup de faits qui y sont racontés ; mais nous ne montrons pas tant de respect pour les opinions de M. Eddy. Quant aux raisons qu'il donne pour regarder l'éthérisation comme une découverte commune à M. Morton et au Dr Jackson, nous ne voulons pas y répondre. Nous ne répondrons pas non plus à cette autre question : En quoi consiste une découverte ? Nous combattons le caractère général de la déposition de M. Eddy. Il nous apprend que *le Dr Jackson a expressément refusé de soumettre ses réclamations au jugement d'un juste arbitre. Il avait compris, d'après les paroles du Dr Jackson, que M. Morton l'avait aidé à faire la découverte. Il est persuadé que le Dr Jackson crut qu'elle serait peu importante, et qu'il permit à M. Morton d'en faire tout ce qu'il voudrait, pourvu qu'il n'y mêlât pas son nom. Lorsqu'il eut préparé la rédaction du brevet, le Dr Jackson l'approuva entièrement. M. Eddy regardait comme une chose tout à fait indifférente de savoir auquel des deux le monde accorderait l'honneur d'avoir été son bienfaiteur pour l'avoir doté d'une si grande découverte, etc.*

Nous disons que le caractère général de la déposition dénote beaucoup de partialité, point de justice et un jugement faussé par l'intérêt. Si nous nous appuyons seulement sur les opinions de M. Eddy, nous serons forcés d'admettre les conclusions suivantes : 1° Que le D\u02b3 Jackson avait peur de soumettre ses réclamations au jugement d'un juste arbitre ; 2° qu'il ne se regardait pas comme l'auteur exclusif de la découverte de l'éthérisation ; 3° qu'il avait peu de confiance dans la découverte, et voulait que M. Morton en prît un brevet ; 4° que le D\u02b3 Jackson était content de recevoir 10 pour 100 sur les ventes des droits de libre usage soumis à la patente, comme équivalent pour la part qu'il avait prise à la découverte.

Il est inutile d'ajouter que de semblables conclusions faisaient une grande injustice au D\u02b3 Jackson. Nous nous proposons de trouver la raison de cette partialité manifeste que M. Eddy montre pour les prétentions de M. Morton. Notre argument est légitime et soutenu par de grandes autorités. Nous disons qu'un homme qui est intéressé dans une affaire n'est pas compétent pour la juger. Il est porté à colorer les faits, et les conséquences qu'il tire ne sont pas le résultat d'un examen impartial. L'amour-propre usurpe la place de son jugement, et il l'induit réellement en erreur, quoiqu'il ne s'en aperçoive pas.

Maintenant, M. Eddy ne niera pas qu'il avait un intérêt pécuniaire dans le brevet de M. Morton ; il ne niera pas qu'il désirait en tirer un grand profit en Europe. En effet, M. Dana admet, dans son mémoire, que M. Eddy avait un intérêt de 50 pour 100 dans les droits européens, et lorsqu'ils demandèrent l'autorisation de les percevoir, ils pensèrent, lui et M. Morton, qu'ils produiraient de fortes sommes. On peut s'en rapporter sur ce point au témoignage de Hunt, Wilson et Hemmenway. Il est donc visible que M. Eddy aura fait son témoignage pendant qu'il était encore sous l'influence d'un préjugé très-fort ; que ses preuves n'ont pas le mérite d'une parfaite impartialité, et qu'il doit avoir penché du côté où se trouvait son intérêt personnel.

Mais M. Eddy dit, vers la fin de sa lettre : « J'ai essayé d'exposer quelques faits qui se rapportent au premier temps de la découverte des effets produits par l'éther sulfurique dans les opérations chirurgicales. En agissant ainsi, je ne suis influencé par aucun autre motif que par celui de rendre justice à qui de droit. Il m'est tout à fait indifférent de savoir à qui le monde accordera l'honneur d'avoir été son bienfaiteur pour l'avoir doté d'une si grande découverte. » M. Eddy eût fait sagement d'omettre ce paragraphe. Nous prions le lecteur de juger, d'après les preuves publiées par M. Morton, s'il était réellement *tout à fait indifférent* à M. Eddy de savoir quel était l'auteur de la découverte.

Il se trouve encore une autre contradiction dans son témoignage : *Il dit qu'il trouva le D*r *Jackson imbu de ces préjugés vieux et abandonnés depuis longtemps contre les brevets d'invention, et qu'il fit tous ses efforts pour les lui enlever;* mais plus loin il dit : « Le Dr Jackson ne m'a jamais dit que le peu d'inclination qu'il avait à s'associer avec M. Morton pour obtenir un brevet venait de ce qu'il voulait accorder au public le droit de faire usage gratuitement de cette découverte. » Si le Dr Jackson était ainsi opposé en principe à patenter les nouveaux agents médicinaux, si ses préjugés contre les brevets étaient si forts et si enracinés, que M. Eddy dut travailler à l'en débarrasser, il eût été très-étonnant que le Dr Jackson ne lui ait jamais parlé de la disposition qu'il avait à donner au public le droit de faire usage gratuitement de cette découverte.

Nous avons déjà répondu par beaucoup de témoignages à l'allégation suivante, que la principale objection du Dr Jackson contre la prise d'une patente venait de ce qu'il craignait la société médicale de Massachusetts, et aussi de ce qu'il n'accordait que peu de valeur à la découverte. Il est étonnant que le Dr Jackson ait montré, d'une part, aux hommes de l'art beaucoup de confiance dans la découverte, qu'il leur ait assuré que les opérations chirurgicales les plus

graves pouvaient être pratiquées sur les malades qui auraient pris de l'éther sulfurique sans qu'ils.en ressentissent
la moindre douleur, et que, d'une autre part, il ait donné
lieu à M. Eddy de conclure qu'il attachait peu de valeur ou
d'importance à toute cette affaire.

Sans commenter plus la communication de M. Eddy,
nous soumettons au jugement du lecteur les faits suivants,
relatifs à la situation du Dr Jackson, quant à la patente. Ils
sont tirés de l'opuscule du Dr Martin Gay, et de plusieurs
pièces justificatives que nous avons entre les mains. Nous
observerons que le récit que nous faisons sur le brevet est
suffisamment établi par les faits que M. Morton admet et
par les déclarations qu'il a faites volontairement. Ces déclarations et ces faits ont été témoignés, sous la foi du serment, par plusieurs personnes.

Quelques jours après que le Dr Jackson eut communiqué
à M. Morton la découverte de l'effet que produisait l'inhalation de l'éther sulfurique, celui-ci s'adressa à M. Eddy,
qui était un solliciteur de brevets, pour qu'il lui en procurât
un. M. Eddy dit à M. Morton que, comme il avait fait
usage le premier de la découverte, il avait le droit d'en ap-
peler aux lois sur les brevets, et qu'il pouvait prendre une
patente sous son nom personnel.

Ayant appris cette démarche de M. Morton, ainsi que
l'opinion que le solliciteur de brevets lui avait communiquée sur cette affaire, le Dr Jackson alla trouver M. Eddy,
et lui demanda comment il se faisait qu'il eût donné cet
avis à M. Morton. M. Eddy essaya alors de lui faire comprendre que, comme M. Morton avait, le premier, fait
une opération sur un malade soumis à l'influence de l'é-
ther, il avait le droit de prendre une patente; mais il conseilla en même temps au Dr Jackson de déposer une demande dans les bureaux, à l'effet de solliciter un brevet.
De cette manière, on reconnaîtrait le droit qu'il avait à
cette découverte. Le Dr Jackson répondit qu'il était ennemi

déclaré des brevets, et qu'il ne croyait pas qu'il fût compatible avec les principes des sciences libérales de monopoliser une découverte. Il objecta, de plus, comme une raison à ajouter contre la prise d'un brevet, que ce serait agir contrairement à l'esprit de la société médicale de Massachusetts. M. Eddy répondit alors au Dʳ Jackson qu'il perdrait son droit de découverte, que M. Morton, de son côté, prendrait un brevet, ferait serment que la découverte lui appartenait, et se ferait ainsi reconnaître, au bureau des patentes, comme l'auteur exclusif de la découverte. Il donna à entendre clairement au Dʳ Jackson que, pour sauver l'honneur qu'il avait acquis en faisant cette découverte, il devait faire paraître son nom dans le brevet; qu'autrement, le public l'attribuerait à M. Morton. On lui apprit aussi que, s'il voulait prendre une patente conjointement avec M. Morton, il pouvait lui laisser tout l'intérêt qu'il en retirerait, et éviter par là cette association qu'il repoussait de tout profit résultant du brevet.

Le Dʳ Jackson consentit enfin à la proposition de M. Eddy lorsqu'il eut entendu toutes ces raisons, et cela, dans le seul but de se conserver l'honneur de la découverte. Il avait beaucoup de confiance dans l'amitié et dans la capacité du solliciteur de brevets en tout ce qui regardait sa profession.

Le Dʳ Gay dit en concluant : Les amis du Dʳ Jackson ne doutèrent jamais qu'il n'ait consenti à cela afin d'empêcher la possession d'un acte légal entre les mains de M. Morton, seul nommé dans cet acte comme auteur de la découverte. Le Dʳ Jackson, lorsqu'il lut cette pétition, et au moment de la signer, fut très-surpris de voir que M. Morton y était reconnu comme ayant fait la découverte conjointement avec lui; mais comme il avait donné son consentement à cet arrangement, il crut que les expressions dont on y faisait usage étaient techniques et nécessaires à la pétition. Si pour la partie subordonnée que fit M. Morton, les lois régissant les brevets étaient de nature à lui permettre de se joindre au Dʳ Jackson en prenant sa patente, l'énonciation des phrases de cet écrit ne pouvait être différente. Le brevet a toujours appartenu exclusivement à M. Morton. Il donna au Dʳ Jackson un bon qui lui promettait la perception d'une partie des bénéfices qu'il en retirerait. Le Dʳ Jackson n'a jamais reçu d'avantages pécuniaires de cette patente, et il était résolu de n'en jamais recevoir. Il annula *le bon*.

La charge produite par M. Dana, dans laquelle il disait que, non-seulement le Dʳ Jackson ne fit aucune objection lorsqu'on lui demanda de se joindre à M. Morton pour solliciter un brevet, mais fut au contraire très-content d'y avoir une part, quelque faible qu'elle fût, n'est même pas appuyée par le témoignage de M. Morton. Elle est démentie par le témoignage de M. Eddy, dans lequel il assure que le Dʳ Jackson montrait la plus grande répugnance à ce que son nom fût associé avec celui de M. Morton dans une patente.

M. Dana assure, avec non plus de vérité, que l'idée de prendre un droit dans le brevet ne vint au Dʳ Jackson qu'à cause de la confiance qu'il avait en la partialité et l'habileté de son ami, M. Eddy. Se fiant sur quelques notes que M. Eddy lui a fournies, il se tue à prouver que le Dʳ Jackson montra un désir extrême d'avoir une bonne part dans les bénéfices que l'on pourrait réaliser sur les intérêts européens. L'argument de M. Dana n'est appuyé par aucun témoignage, et manque tout à fait de bonne foi.

Les motifs qui portaient le Dʳ Jackson à insister sur le partage de tous les profits résultant des ventes des droits de libre usage ont toujours été les mêmes. Son premier dessein était d'empêcher toute prise de brevet, et, lorsqu'il s'aperçut que c'était impossible, il ne voulut pas que ceux qui prétendaient faire de sa découverte une spéculation qui leur rapportât beaucoup, en retirassent tout le bénéfice. Et il est suffisamment prouvé qu'il ne voulait nullement spéculer sur le public, puisque, dès qu'il le put, il le mit immédiatement à même de profiter de sa découverte. Il est bon de dire ici qu'au mois de novembre de l'année 1846, M. Eddy avertit le Dr Jackson qu'il avait pour lui une somme considérable d'argent qu'il avait réalisée dans la vente des droits de libre usage, et que le Dr Jackson refusa immédiatement de l'accepter. Il n'a jamais taxé le public pour l'emploi de sa découverte, et il n'a jamais reçu une piastre pour l'usage de l'éther.

CHAPITRE VI.

Introduction de la découverte de l'éthérisation à l'hôpital général de Massachusetts.

On prétend que le Dr Jackson était invisible et que l'on n'en entendit pas parler tant que la découverte fut à l'essai et que son résultat fut incertain. Il ne fit rien qui indiquât qu'il fût pour quelque chose dans la découverte, jusqu'à ce que l'on en eût reconnu la valeur par deux expériences faites à l'hôpital. De nombreux témoignages prouvent la fausseté de ces allégations.

Il est certain que l'hôpital général de Massachusetts dut au Dr Jackson non-seulement la découverte de l'éthérisation, mais aussi le droit d'en faire usage librement, alors que l'emploi de l'éther était restreint par un brevet. Le témoignage de Barnes prouve ce point. Ce témoin déclare que, dans l'après-midi du 30 septembre ou du jour suivant, M. Morton se rendit chez le Dr Jackson pour lui annoncer le succès de son expérience. Il lui dit qu'il avait administré de l'éther à un malade avec un succès parfait; car, tandis qu'il lui arrachait une dent, le malade ne s'en aperçut pas et fut tout à fait insensible à l'opération. M. Morton avait l'intention de faire bientôt une nouvelle extraction de dent; le Dr Jackson lui dit alors : « Allez chez le Dr Warren, et demandez-lui la permission d'administrer de l'éther à l'hôpital général de Massachusetts, et, si cela est possible, tâchez de l'employer dans une opération sérieuse; car on ne croira pas au pouvoir de l'éther pour produire l'insensibilité dans le simple cas de l'extraction d'une dent, puisqu'il arrive très-souvent aux malades de dire qu'ils n'ont rien souffert lorsque, dans les cas ordinaires, le tour de main est fait avec promptitude et que l'opération est pratiquée avec adresse. Cette preuve ne serait pas suffisante pour le public. » Après avoir discuté quelque temps, et comme le Dr Jackson insistait, M. Morton promit de se rendre à l'hôpital.

M. Barnes témoigne aussi que, quelque temps après cette entrevue, lorsque déjà les expériences eurent été faites avec succès à l'hôpital, et tandis que l'on négociait le brevet, le Dr Jackson pria M. Morton, à qui il avait accordé le droit d'employer l'éther, d'en accorder le libre usage à l'hôpital. Il lui disait, pour l'y engager, que l'on n'achèterait pas, à l'hôpital, un droit dans son brevet, et que l'on devait l'accorder aux pauvres. Morton montra pour cela beaucoup de répugnance, et il demanda s'il n'y avait pas à l'hôpital quelques malades payants qui pourraient le rémunérer. La discussion continua longtemps, et M. Morton répondit, à la fin, qu'il agirait comme le Dr Jackson le désirait. Nous croyons que ce témoignage positif désapprouve complétement les assertions de M. Morton, par lesquelles il déclare qu'il était déjà convenu avec M. Hayden, avant cette conversation, qu'il valait mieux annoncer d'abord la découverte aux chirurgiens de l'hôpital. Le lecteur sait déjà jusqu'à quel point on doit ajouter foi aux témoignages de ces messieurs.

Il paraît donc que le Dr Jackson envoya M. Morton

comme son messager, pour demander au Dr Warren la permission d'essayer l'éther dans une opération chirurgicale à l'hôpital. Il paraît aussi que M. Morton fut un messager infidèle, qu'il ne désigna pas le médecin qui l'avait envoyé, et qu'il arrangea les choses de manière à ce que le Dr Jackson ne sût pas quand l'opération devait être faite. Ce dernier fait est rapporté avec beaucoup d'énergie par les ennemis du docteur. « Lorsque M. Morton eut obtenu de M. Warren la permission d'administrer l'éther à l'hôpital, il vint l'annoncer au Dr Jackson, mais il ne lui dit pas l'époque à laquelle on devait faire l'opération, et celui-ci n'en entendit parler que lorsqu'elle fut terminée. » Ceci se passa le 16 octobre. Peu de temps après, le Dr Jackson alla aux mines de cuivre de Maryland, et, lorsqu'il revint à Boston, il assista à la première opération qui lui fut annoncée, négligeant pour cela des engagements importants qu'il avait contractés. Nous disons donc que l'assertion par laquelle on prétend prouver qu'aucune opération ne fut essayée, à la connaissance du Dr Jackson, ou d'après ses instructions, quoiqu'il crût l'expérience faite sur la dent peu satisfaisante, est complétement fausse.

M. Dana, ainsi que les commissaires de l'hôpital, font allusion, dans leur rapport, à une conversation qui eut lieu entre le Dr J.–C. Warren et le Dr Jackson, à une époque plus avancée du mois, sur la part que celui-ci avait prise à la découverte. Ils font aussi allusion à la demande que lui fit le Dr Warren d'administrer de l'éther dans une opération sérieuse qui se fit le 31 octobre. Voici les faits : Le 29 octobre, ou vers ce temps, le Dr Jackson alla chez M. Warren et lui apprit qu'il était l'auteur exclusif de la découverte de l'éthérisation, et que, le premier, il l'avait communiquée à M. Morton. Le Dr Warren fut enchanté de ce que la découverte eût été faite par un homme savant. C'est alors qu'il fit cette demande au Dr Jackson. Le jour suivant, il lui envoya un billet dans lequel il lui faisait cette invitation. Le Dr Jackson la refusa, pour deux raisons : la première, c'est qu'il devait quitter la ville ; et la seconde, c'est qu'il ne pouvait agir d'une manière si peu d'accord avec les arrangements qu'il avait faits avec M. Morton. Le Dr Jackson se montra si scrupuleux dans l'observation du traité, que, quelques jours auparavant, ayant envoyé sa sœur chez le Dr Keep, afin qu'il lui arrachât quelques dents, après l'avoir soumise à l'influence de l'éther, il pria le Dr Keep de demander le consentement de M. Morton pour l'application de cet agent.

On devrait mettre cette magnanimité du Dr Jackson en présence de la bassesse et de l'égoïsme que M. Morton fit paraître lorsqu'il négligea d'avertir le Dr Jackson des expériences que l'on devait faire à l'hôpital. Le Dr Jackson ne manifesta pas une brûlante impatience pour proclamer sa découverte et pour en demander au monde de la reconnaissance. Il n'ambitionnait pas la gloire et ne demandait aucune récompense. Et il ne réclama publiquement cette découverte que lorsqu'il vit qu'un autre voulait se l'approprier.

Les éditeurs sont persuadés que le Dr Jackson portait beaucoup d'intérêt à l'opération dont ils ont parlé, et qu'il était certain de sa réussite. Pendant son absence, il en fit mention au Dr Gale, membre du bureau des brevets, au Dr Hare, de Philadelphie, et à M. Tyson, de Baltimore. Il promit à ces messieurs et à plusieurs autres qu'ils pourraient lire bientôt le compte rendu de la première opération sérieuse faite en chirurgie avec perte de la sensibilité. Les éditeurs possèdent aussi une lettre écrite par le Dr Warren au Dr Jackson, dans laquelle il le prie de donner quelques notions pratiques sur le nouvel agent qui produisait l'insensibilité, et d'accorder à l'hôpital le droit d'en faire usage librement et un appareil pour l'administrer. Le témoignage de Barnes prouve aussi que le Dr Jackson pria M. Morton, dès qu'il put le faire, d'accorder à l'hôpital le droit de faire usage librement de l'éther. Cet arrangement fut l'ouvrage du Dr Jackson seul, et ce n'est qu'après avoir prouvé à M. Morton que la chose était de son intérêt, que celui-ci se décida. Il ne voulait pas faire le don désintéressé d'un droit dans son brevet. Il ne l'eût jamais fait, si l'on ne lui eût prouvé qu'il était d'un bon politique d'intéresser les chirurgiens de l'hôpital en sa faveur, en accordant aux pauvres le droit du libre usage de l'éther. Cet acte de désintéressement détruirait toutes les objections qui pourraient s'élever contre le brevet. Pour rendre justice au Dr Jackson, nous ajouterons que ce fut l'égoïsme de M. Morton qui le força à prendre ce langage. Même alors, celui-ci ne voulait pas accorder un droit illimité, et il fit sentir qu'il désirait taxer les malades qui pourraient payer les bienfaits de la découverte. C'est ainsi que l'hôpital dut réellement au Dr Jackson le droit de faire usage librement de l'éther.

Si les chirurgiens de l'hôpital l'eussent demandé au Dr Jackson avant qu'il eût accordé à M. Morton tous ses droits aux profits de la découverte, nous sommes persuadés qu'il aurait accordé à cette institution le droit d'employer librement l'éther. Après cela, il fit tout son possible pour porter M. Morton à donner ce droit à l'hôpital, et c'est à lui que les commissaires auraient dû présenter leurs remercîments.

Cependant, dans le rapport des commissaires, ces messieurs prétendent que l'honneur d'avoir accordé ce droit aux autres hôpitaux du pays appartient à M. Morton. Il ne fit cet acte, que nous contestons, que lorsque le brevet ne rapportait plus rien. On ne peut prouver par des faits qu'il ait accordé des droits sans restriction à l'armée et à la marine des Etats-Unis. D'un autre côté, on sait que M. Edward Warren alla à Washington de la part de M. Morton, et qu'il chercha à obtenir 20,000 piastres du congrès pour l'achat de ce droit. Dans la pétition présentée par M. Morton, il prie le gouvernement d'acheter pour l'armée et la marine le procédé qui détruit la sensibilité dans les opérations chirurgicales. Cette pétition fut renvoyée à un comité particulier du sénat dont M. Sturgeon de Pensylvania était président. Ce comité ne s'assembla pourtant pas, et il ne fut plus question de cette affaire.

A l'occasion de cette action de M. Morton, le Dr Jackson dit au président des Etats-Unis combien il était mortifié de ce que l'on eût pris un brevet sur cette découverte, et combien il était indigné surtout que l'on n'en eût pas accordé le droit de libre usage à l'armée et à la marine des Etats-Unis.

Nous concluons donc, d'après les preuves que nous avons déjà données, et d'après les faits bien établis qui les confirment, que M. Morton était déterminé à monopoliser cette découverte. Il est certain qu'il voulait rendre les dentistes de Boston ses tributaires, et qu'il refusa d'abord de vendre dans cette ville des droits de libre usage de sa patente. Il crut que lui seul suffirait amplement pour arracher les dents à tout Boston. M. Morton envoya aussi ses agents dans tout le pays pour vendre des droits dans son brevet. Et il est bien connu que, dans le voisinage, on commença des procès contre des acheteurs qui avaient donné des billets en payement du droit de libre usage de l'éther sulfurique, même lorsque l'on eut en fait abandonné le brevet.

Le docteur Jackson dénonça toujours ce monopole. Il déclarait que la patente ne valait rien, et il se plaignait de ce que son nom y fût intercalé; car la découverte n'est pas commune à M. Morton. On lut partout la protestation du Dr Jackson contre le brevet, et ce fut lui seul qui rendit l'emploi de l'éther libre pour l'humanité souffrante.

CHAPITRE VII.

Il est bon de faire attention, dans cette polémique, aux réclamations du Dr Wells sur les droits qu'il prétend avoir à la découverte de l'éthérisation. Sir Humphrey Davy avait dit que l'on pourrait peut-être employer avec avantage le protoxyde d'azote dans les opérations chirurgicales qui ne seraient pas accompagnées d'une grande effusion de sang. Le Dr Wells se saisit de cette idée, et il arracha quelques dents, pendant l'automne de l'année 1844, à des malades soumis à l'influence de ce gaz, sans qu'ils éprouvassent de douleur. Il abandonna cependant l'usage du protoxyde d'azote au mois de décembre de la même année, et personne, pas plus que lui, ne peut prétendre en avoir fait usage depuis, soit que l'on ait suivi ses avis, soit que l'on ait tiré d'heureuses conséquences de ses expériences. Ce fait suffit pour prouver que, malgré les succès qu'il obtint quelquefois, il doit avoir rencontré des difficultés importantes qui l'ont empêché de continuer à employer le protoxyde d'azote. Cette conclusion est amplement confirmée par une déclaration publiée depuis longtemps et que M. Dana a reproduite dans son opuscule. Un des partisans même du Dr Wells confirme cette conclusion dans une note adressée au journal médical de Boston, pour le mois de mai. L'honorable James Dixon, de Connecticut, y déclare que s'étant adressé au docteur Wells pour qu'il lui administrât du gaz protoxyde d'azote, parce qu'il souffrait d'un violent mal de dents, celui-ci lui apprit qu'il en avait abandonné l'usage, parce qu'il n'en avait obtenu qu'un succès incomplet, et lui conseilla de n'en point prendre.

Quant à ce qui regarde l'éther, le Dr Wells prétend que le Dr Marcy lui en conseilla l'usage. Une opération fut pratiquée chez M. Marcy, on ne sait par qui, sur un malade soumis à l'influence de l'éther. On ne dit pas si l'expérience fut couronnée de succès. Nous concluons qu'elle ne l'a pas été. Le Dr Wells déclare dans son pamphlet que le Dr Marcy lui conseilla, après cette expérience, de continuer à faire usage du protoxyde d'azote plutôt que de l'éther sulfurique. Et il suivit cet avis. On ne peut pas soutenir les réclamations du Dr Wells, lorsqu'elles sont basées sur de semblables faits. Nous avons pris ces faits dans le pamphlet qu'il écrivit lui-même.

On prétend que ce fut lui qui suggéra au Dr Jackson l'idée que l'inhalation de l'éther sulfurique produirait de l'insensibilité dans les opérations chirurgicales. S'il est vrai qu'il suggéra cette idée au Dr Jackson, il ne le fit qu'après que le Dr Marcy lui eut recommandé d'employer l'éther et après en avoir abandonné l'usage pour se conformer aux avis du même Dr Marcy.

Est-il probable, maintenant, que le Dr Wells ait pensé à communiquer au Dr Jackson une idée qu'il avait abandonnée lui-même ? Même si, après l'avoir abandonnée, il l'eût communiquée au Dr Jackson, mériterait-il aucun honneur, parce que ce dernier aurait découvert que l'éther pouvait être employé comme agent anesthétique. Le fait est que le Dr Wells n'a jamais dit au Dr Jackson, ni à personne autre devant lui, que l'on pouvait employer l'éther sulfurique comme agent d'insensibilité dans les opérations chirurgicales. Supposant même qu'il en fût ainsi, il est prouvé que le Dr Jackson avait communiqué longtemps auparavant la même idée à M. Bemis et à M. Blake. (Voyez leurs affeidavits.)

Un certain Dr Hickman, à ce que dit le *London Lancet*, publia en 1824 un pamphlet, dans lequel il disait avoir rendu ses malades insensibles à la douleur des opérations, en leur administrant du gaz acide carbonique.

Quelque honneur que nous accordions aux efforts vraiment méritoires que fit le Dr Wells pour prouver que l'on pouvait employer le protoxyde d'azote dans les opérations chirurgicales, toujours est-il que ses expériences ne furent pas couronnées de succès. Elles servirent à prouver qu'en général, le protoxyde d'azote ne pouvait être employé comme agent anesthétique. Elles ne se rattachent pas plus à la découverte de l'éthérisation que celles du Dr Hickman avec le gaz acide carbonique.

Le Dr Jackson n'a jamais disputé au Dr Wells la priorité de l'emploi du protoxyde d'azote. Jamais il n'a pensé que l'on pût faire usage de ce gaz d'une manière utile en chirurgie.

CHAPITRE VIII.

On prétend que non-seulement la gloire de la découverte appartient à M. Morton, mais aussi qu'il lui est dû l'honneur d'en avoir répandu les bienfaits dans le monde entier. Nous admettons seulement que tôt ou tard M. Morton colportait cette découverte partout où il pouvait en tirer quelque profit. Il s'est donc laissé entraîner par l'appât du gain. Il prétend avoir offert au congrès de permettre le libre usage de l'éther à l'armée et à la marine. Les documents que nous avons reçus des membres du congrès prouvent évidemment que M. Morton, loin de se proposer d'en accorder le libre usage à l'armée et à la marine, demandait, au contraire, que le congrès lui achetât ce droit. Il avait déjà essayé de faire une vente semblable à l'hôpital général de Massachusetts. Suivant M. Bowditch, M. Morton rendait toujours l'usage de l'éther libre avec la meilleure volonté du monde;

ajoutons, lorsqu'on lui avait acheté cette liberté bien cher. Il se souciait peu si les médecins et les dentistes calmaient de grandes douleurs, pourvu qu'ils donnassent de l'argent comptant ou qu'ils payassent leurs billets à échéance en payement de ce qu'il ne pouvait vendre. Les éditeurs connaissent aussi d'autres faits qui indiquent clairement combien M. Morton aurait été enchanté si tous les hôpitaux, toutes les armées et toutes les marines du monde lui eussent payé un tribut, en lui laissant goûter la sublime satisfaction de soulager leurs souffrances. Certes, ils auraient été ses tributaires pendant de longues années, si le Dᵣ Jackson eût permis que l'on prît le brevet en son nom seul, et qu'il l'eût cédé par la suite à M. Morton. De cette manière, celui-ci aurait eu le droit de vendre une découverte que le Dᵣ Jackson se hâta de rendre libre pour tout le monde, dès qu'il s'aperçut qu'il ne devait aucune reconnaissance à M. Morton et à ses associés.

Au fait, M. Morton n'introduisit pas cette découverte dans la pratique générale avant le Dᵣ Jackson. Si presque tous les pays de l'Europe ne reçurent pas la première nouvelle de cette découverte du Dᵣ Jackson, du moins ils en reçurent la première connaissance scientifique et définie. La réputation de l'éthérisation fut établie partout par l'influence de ses amis distingués. L'écrit que publia le Dᵣ Henry J. Bigelow, dans le *London Lancet*, ne servit qu'à obscurcir la véritable nature de l'agent. Nous savons, de bonne source, qu'en général, on ajoutait peu de foi à cette découverte avant que le Dᵣ Jackson en eût fait la communication à l'Académie des sciences de Paris. Dès que le Dᵣ Jackson et ses amis eurent introduit cette découverte en Europe, des médecins de France et d'Italie lui dédièrent plusieurs ouvrages, montrant par là quelle était la personne à qui ils accordaient l'honneur d'avoir procuré à leur pays un bien si estimé. Le Dᵣ Jackson communiqua lui-même cette découverte à la Prusse. On la publia le jour de Noël à Giessen. Le Dr H.-J. Bigelow y était arrivé avant lui ; on l'avait reçu sans le remarquer, et il n'avait pu obtenir la confiance de la Faculté de médecine de cette ville. Ce n'est que lorsque l'on eut eu foi à la science du Dr Jackson, que l'on essaya l'éther.

Ce fut par une lettre du Dr Jackson que les chirurgiens de Vienne reçurent tout d'abord la nouvelle de la découverte. Ils se fièrent tout de suite à son autorité, et agissant suivant les instructions exactes et prudentes qu'il leur avait données, ils l'essayèrent immédiatement. L'expérience fut couronnée de succès. Des applaudissements retentirent dans tout l'amphithéâtre, et le nom du Dr Jackson, prononcé par tous les spectateurs, prouvait bien de quelle source leur venait la nouvelle de la découverte. On reconnaît la même origine à Saint-Pétersbourg, en Suède et aux Etats-Unis. Le Dr Jackson communiqua cette découverte aux Indes orientales, dans une longue lettre qu'il écrivit à M. Parker, à Canton, pendant l'hiver de l'année 1846, et dans laquelle il donnait les instructions les plus minutieuses sur la manière d'en faire usage.

D'après les témoignages que nous reproduisons ici, nous soumettons les réclamations du Dr Jackson et les actes des partisans de M. Morton au jugement du monde entier, qui doit au Dr Jackson la possession de la découverte de l'éthérisation comme à un bienfaiteur providentiel. Le monde n'a pas murmuré, il ne murmurera pas, parce que le Dr Jackson ne lui a pas communiqué plus tôt une découverte qu'il connaissait déjà depuis quelque temps ; ou si, semblable à ces détracteurs envieux qui présagent toujours le mal du fond de leur sombre retraite, il eût fait entendre quelques plaintes, elles auraient été étouffées depuis longtemps par la voix d'une grande et pieuse reconnaissance.

PIÈCES JUSTIFICATIVES.

Je soussigné, Don Pedro Wilson, de la ville de Boston, comté de Suffolk, état de Massachusetts, déclare et dis, sous la foi du serment :

Que j'étais aide dans le cabinet du docteur N.-C. Keep, de cette ville, pendant l'année qui précéda le 11 novembre 1846. Tandis que j'étais chez le Dr Keep, je fis la connaissance de M. W.-T.-G. Morton, et je pris l'habitude de lui rendre de fréquentes visites à son cabinet, à Tremont-Row.

Après que le Dr T. Jackson, de cette ville, eut fait la découverte du nouvel emploi de l'éther pour produire l'insensibilité dans les opérations chirurgicales, je conversai plusieurs fois avec M. Morton sur les circonstances qui avaient amené le Dr Jackson à lui communiquer la découverte, et sur la nature de l'intérêt qu'il avait acquis en achetant de l'auteur tous les bénéfices qui résulteraient de l'usage de l'éther.

Quant à l'originalité de la découverte, je ne puis douter quel en est l'auteur, car mon opinion est entièrement fondée sur les récits et les déclarations de M. Morton, dans lesquels il attribuait l'originalité de la découverte au Dr Jackson, toujours uniformément et sans réserve ; ne se nommant jamais, si ce n'est en disant qu'il était la première personne qui eût eu le bonheur d'en recevoir la communication du Dr Jackson.

Je parle ici du temps qui s'écoula entre à peu près le 11 novembre 1846 et le mois de février de l'année suivante; alors que M. Morton réclama, pour la première fois, cette découverte comme sa propriété.

Le 11 novembre susdit, je fis un contrat par lequel M. Morton m'admettait au nombre des aides de son cabinet. Pendant ce mois, Morton me déclara, dans quelques-unes de nos conversations, qu'il devait au Dr Jackson l'idée du nouvel emploi de l'éther sulfurique, et qu'il en avait reçu des instructions sur la manière de l'administrer.

Dès que Morton eut reçu son brevet de Washington, ce qui arriva peu de jours après mon entrée dans le cabinet, étonné de la phraséologie du brevet, qui, ayant été pris au nom de M. Morton et du Dr Jackson, les déclarait auteurs communs de la découverte, je demandai des explications à Morton. Il raconta les faits suivants concernant les circonstances dans lesquelles la découverte lui avait été communiquée. Il me dit : « Un jour une dame vint me demander à mon cabinet pour lui faire un assortiment complet de dents artificielles. Il était nécessaire de lui arracher quelques chicots. La dame était timide et sensible, elle avait grand'peur de l'opération. Afin de la déterminer à me laisser faire usage de l'instrument, je résolus d'agir de quelque manière que ce fût sur son imagination. Je fus donc au laboratoire du Dr Jackson pour me procurer un sac de gomme élastique que j'aurais rempli d'air atmosphérique, et, persuadant alors à la malade d'en respirer le contenu, j'aurais eu soin de lui assurer qu'elle n'éprouverait plus aucune douleur de l'opération. Le Dr Jackson repoussa l'idée que j'avais de faire un pareil mensonge. Il me dit de lui administrer de la vapeur d'éther sulfurique par le moyen d'un mouchoir ou d'une toile pliée plusieurs fois sur elle-même, en m'assurant que la malade serait insensible, et que je pourrais alors lui arracher la dent sans qu'elle s'en aperçût. Je m'emparai immédiatement de cette nou-

velle idée, et je commençai alors mes expériences avec
l'éther. »

Les déclarations et les expressions journalières de M. Morton, de ses aides et des autres personnes qui étaient en
rapport avec le cabinet, confirment ce récit que j'ai reçu
de sa propre bouche.

M. Morton déclara que, comme il était la première personne qui eût administré de l'éther, il crut avoir le droit de
prendre un brevet en son propre nom ; pour cela, il consulta
M. R.-H. Eddy, de cette ville, qui lui conseilla de le faire.
Mais il lui dit aussi que le Dr Jackson devait y être de moitié, en tant que le Dr Jackson avait conseillé, le premier,
la nouvelle application de l'éther. « Le Dr Jackson, » dit
M. Morton, « ne voulut d'abord entendre parler d'aucune
patente, mais, à la fin, il se rendit à mes sollicitations et à
celles de M. Eddy, et me permit de prendre un brevet dans
lequel il serait reconnu comme l'auteur de la découverte,
et moi comme le propriétaire. » M. Eddy lui aurait dit (à
lui M. Morton), qu'il avait le droit de prendre un brevet
en son nom ; et comme il était résolu de le faire, le seul
moyen par lequel le Dr Jackson pût sauver l'honneur qu'il
avait acquis dans cette découverte, était de donner son
consentement.

Je restai dans le cabinet de M. Morton jusqu'au mois
d'avril 1847. J'étais chargé de la partie chirurgicale de l'art
du dentiste : il n'arriva rien qui changeât ou qui pût modifier, le moins du monde, la croyance que j'avais eue jusqu'alors touchant la découverte de l'éthérisation. Au contraire, les instructions et les avis que donnait M. Morton aux
aides de son cabinet et aux agents qu'il envoyait au loin
pour vendre des droits dans sa patente, la manière dont le
nom du Dr Jackson était fréquemment associé à l'originalité
de la nouvelle idée, l'autorité que nous accordions à ses
avis pour toutes les expériences que nous faisions dans le
cabinet, tout ne faisait qu'augmenter la force de mon

opinion. Dans les premiers temps où l'on fit usage de l'é-
ther, nous reconnaissions toujours dans ce cabinet le Dr Jackson comme le seul et unique auteur de la découverte de
l'éthérisation, quoique nous connussions fort bien le langage
du brevet qui déclarait le Dr Jackson et M. Morton auteurs
communs de la découverte. Ce dernier ne nous a jamais
contredits sur ce point. Les étudiants et les aides du cabinet
faisaient journellement cette profession de foi.

Je me guidai dans mes expériences sur l'éther par les
affirmations et les avis que me donnait le Dr Jackson, et je
ne me fiai qu'à eux seuls. Je les recevais par le moyen de
M. Morton. Nous n'osions suivre les avis de celui-ci.

Si nous eussions suivi même les quelques avis qu'il nous
donna sous sa propre responsabilité, et si nous ne nous
étions pas tenus strictement aux instructions du Dr Jackson,
reçues comme je l'ai dit précédemment, ne nous fiant qu'à
son autorité, je suis sûr que des effets funestes s'en seraient
suivis, et qu'alors l'éthérisation aurait échoué.

Il est évident que M. Morton craignait les effets que l'é-
ther aurait pu produire sur lui. Il ne me donna jamais lieu
de soupçonner qu'il en eût pris. Je ne sus jamais qu'il en
eût administré à aucun des malades qui venaient dans son
cabinet. C'était évidemment parce qu'il craignait et qu'il
évitait toute responsabilité.

Je me trouvai fréquemment dans le cabinet de M. Morton
pendant le mois de septembre de l'année 1846 et pendant l'été
qui le précéda, je n'y vis jamais d'éther sulfurique, je n'entendis jamais M. Morton y faire allusion, et je n'en reconnus
jamais l'odeur, tant sur sa personne que dans tout autre
endroit. Je crois que l'on ne pouvait en avoir fait usage
dans le cabinet sans que je me fusse aperçu de son odeur.

Il y avait, dans le cabinet, une petite fiole contenant de
l'éther chlorique. M. Morton me dit qu'il en faisait usage
pour tuer la sensibilité des nerfs des dents. On trouve cet
éther chez beaucoup de dentistes.

Pendant l'été de l'année 1846, j'entendis souvent M. Morton parler d'une nouvelle découverte qu'il devait publier bientôt, et à laquelle il donnait toute son énergie. Cette découverte, suivant ses propres paroles, devait faire une entière révolution dans la pratique de l'art du dentiste et assurerait sa fortune. Mais il n'a jamais hésité à me dire que cette découverte consistait en une nouvelle composition pour remplir les dents et en une nouvelle manière de les faire et de les poser. Il tenait le même langage aux autres. Ce fut sa grande occupation pendant l'été de l'année 1846 et le mois de septembre de la même année.

Ce fut au mois de février de l'année 1847 que M. Morton prétendit, pour la première fois, que cette nouvelle découverte lui appartenait, et qu'avant le 30 septembre il avait fait un sujet d'étude et d'expérience de l'éther sulfurique employé comme agent d'insensibilité. Quelque temps après qu'il eut émis cette prétention, on prit les affeidavits de W.-P. Leavitt, de Thomas R. Spear, et de Grenville G. Hayden. On les conduisit dans une chambre, on les examina ensemble, et l'on prit leurs témoignages après que l'on m'eut éloigné de l'appartement. Ce fut aussi vers ce temps que M. Morton s'associa M. Edward Warren. Dès que les affeidavits de Leavitt, Spear et Hayden eurent été pris, ils commencèrent tout d'un coup, et pour la première fois, à parler des susdites expériences que M. Morton prétend avoir faites avant le 30 septembre; et moi, pour la première fois, j'appris que M. Morton avait fait sa première expérience sur un chien de Terre-Neuve, pendant l'été de l'année 1846; qu'au mois d'août de la même année, il s'était trouvé une dame-jeanne d'éther sulfurique dans le cabinet, et que dans le même mois Leavitt et Spear en avaient respiré la vapeur.

Ce langage des déposants susnommés vint ainsi contredire directement et tout à coup toutes les assertions qu'ils avaient faites jusqu'alors.

Vers le même temps, M. Morton entreprit de justifier les déclarations et les récits qu'il m'avait faits jusqu'alors, en me disant qu'en visitant le laboratoire du Dr Jackson, il avait eu l'intention de le tromper, et d'obtenir des renseignements qui lui permettraient de perfectionner la grande découverte à laquelle il s'était dévoué pendant tout l'été.

La première fois que Spear respira de l'éther, à ma connaissance, ce fut vers le milieu du mois de novembre de l'année 1846. Il commença alors tout à coup à en respirer, et prit l'habitude de le faire continuellement. Je n'ai jamais su que Leavitt ait respiré de l'éther; et je suis persuadé que je l'entendis déclarer, vers la fin de l'année 1846, qu'il n'en avait jamais pris.

M. Edward Warren, auteur de la brochure qui défend les réclamations de M. Morton, était directement intéressé dans la patente. Il avait passé un contrat avec M. Morton, par lequel celui-ci s'engageait à lui payer 10 pour 100 pour toutes les ventes des droits soumis à sa patente. A la prière de M. Morton, je copiai moi-même l'original du contrat, alors que l'on espérait réaliser de fortes sommes par le moyen du brevet. J'ai entendu M. Morton dire que M. Eddy ne voulait pas céder pour 100,000 piastres les intérêts qu'il possédait dans le brevet.

Signé : Don P. Wilson.

État de Massachusetts, comté de Suffolk.

Boston, 2 mai 1848.

Attesté sous serment devant moi.

Signé : F.-K. Bartlett,
Juge de paix.

Je soussigné, Horace J. Payne, chirurgien dentiste de la ville de Troy, comté de Rensselaer, état de New-York, dépose et dis :

Qu'au commencement du mois de décembre de l'année 1846, je me mis pour la première fois à employer l'éther sulfurique afin de produire l'insensibilité dans les opérations chirurgicales. Ce fut après que j'eus entendu parler de la découverte de la nouvelle préparation faite par le Dr Charles T. Jackson, de la ville de Boston. Vers ce temps, le Dr Clark de Lansingburg, du susdit comté de Rensselaer, vint à mon cabinet, à Troy, et me pria de lui donner des renseignements touchant la nature de l'agent que j'employais, et de lui accorder ou de lui vendre le droit d'en faire usage. Après que nous eûmes conversé ensemble quelque temps, il quitta mon cabinet, et se proposa de venir me voir pour converser de nouveau sur le même sujet que nous avions traité cet après-midi. Il ne vint pas me trouver comme il me l'avait promis. J'appris bientôt qu'il était allé à Boston dans le dessein, pensai-je, de consulter les propriétaires du brevet que l'on avait pris sur cette découverte.

Le Dr Clark acheta du Dr W.-T.-G. Morton, comme il me l'apprit ensuite, un droit dans sa patente, pour ce comté, ainsi que pour plusieurs autres comtés voisins. Dès qu'il fut venu à Lansingburg, il me fit signifier que j'eusse à abandonner l'application de l'éther. Peu de temps après, le Dr Clark vendit au Dr A. Bardwell un droit de libre usage pour la ville de Troy, et le Dr Blake, de Boston, qui se disait l'agent de M. Morton, m'enjoignit de ne plus faire usage de l'éther dans mes opérations.

Je tâchai, alors, de négocier avec le Dr Bardwell le privilége d'employer le nouvel agent conjointement avec lui, dans la ville de Troy. Ayant échoué dans cette entreprise, je résolus d'aller à Boston, de m'assurer de la validité du brevet, et, si j'en étais content, d'en acheter un droit de libre usage pour l'état de l'Ohio.

J'allai donc à Boston le 2 janvier suivant, et je demandai une entrevue avec le Dr Morton. Nous engageâmes la conversation sur l'usage de la vapeur d'éther, sur l'effet qu'elle produisait, sur la découverte qui en avait été faite, et sur la patente que l'on avait prise sur elle. Pendant cette entrevue, M. Morton déclara souvent et avec énergie que le Dr Jackson, de Boston, était le seul et unique auteur de la découverte du nouvel agent qui produisait l'insensibilité, et qu'il la lui avait communiquée. Il me déclara encore que toute la connaissance qu'il possédait touchant ses propriétés et la manière de l'employer, lui venait du Dr Jackson; qu'il n'avait jamais pensé à faire usage de l'éther sulfurique, et n'aurait jamais cru qu'il pût être employé pour détruire la sensibilité, lorsque le Dr Jackson le lui apprit en lui donnant toutes les instructions nécessaires pour l'employer convenablement. Je questionnai alors M. Morton sur la patente, et je lui demandai comment il se faisait qu'il y fût intéressé. Il répondit qu'il avait été très-heureux de pouvoir faire un arrangement avec le Dr Jackson avant tout autre, et qu'il était la première personne à qui le Dr Jackson avait communiqué sa découverte. Le Dr Morton déclara aussi qu'il avait acheté, comme droits et intérêts à lui appartenant, tous les profits pécuniaires qui pourraient résulter de la découverte du Dr Jackson, lequel tout d'abord ne voulait pas laisser prendre un brevet; et, ajouta-t-il, j'ai fait un très-beau marché.

M. Morton poursuivit en disant que si j'éprouvais quelque crainte ou quelque embarras au sujet du brevet, ou si je voulais des instructions sur la manière convenable d'employer l'éther, il irait avec moi chez l'auteur de la découverte, qui me donnerait tous les renseignements possibles. Le Dr Morton me répéta continuellement qu'il n'était en aucune façon l'auteur de la découverte du nouvel usage de l'éther; que le Dr Jackson qui en était l'auteur, lui avait le premier communiqué cette idée, et que l'intérêt qu'il possédait (lui M. Morton) dans la patente provenait d'une cession. Il avait été très-heureux, ajouta-t-il, d'avoir reçu le premier de la bouche du docteur Jackson lui-même la communication d'une découverte si précieuse.

D'après les déclarations de M. Morton et les faits qu'il admettait avec tant d'énergie, je ne doutai plus que le Dr Jackson ne fût le seul auteur de la découverte de l'éthérisation. Je fus très-étonné d'apprendre, quelque temps après, que M. Morton réclamait ce droit. Il ne m'avait jamais parlé de lui-même autrement qu'en me disant, qu'il avait été très-heureux de recevoir, le premier, communication de la découverte de l'éthérisation, et qu'il avait pu en tirer un profit considérable.

Signé : H.-J. PAYNE.

État de New-York, comté de Rensselaer.

12 avril 1848.

En ce jour a paru devant moi Horace J. Payne, que je connais pour la personne qui a signé la déclaration écrite ci-dessus, et dûment assermentée, il a certifié la vérité des assertions qui y sont contenues.

Signé : JOSEPH WHITE,
Commissaire de l'état de Massachusetts.

Je soussigné, Allen Clark de Coney-Island, dans la ville de Gravesend, comté de Kings, état de New-York, déclare et dis :

Qu'au mois de décembre de l'année 1846, je pratiquais

l'art du dentiste à Lansingburg, dans le comté de Rensselaer, de l'État susnommé;

Qu'au commencement de ce mois, après avoir entendu
parler de la découverte de l'application de l'éther pour détruire la sensibilité dans les opérations chirurgicales, je visitai
la ville de Boston, dans l'intention d'aller voir les propriétaires du brevet et de leur acheter un droit de libre usage.

Dès que j'arrivai à Boston, j'allai voir M. W.-T.-G. Morton, et je conversai familièrement avec lui sur l'agent qui
venait d'être découvert, sur la manière d'en faire usage,
sur les effets qu'il produisait, et sur les priviléges que lui
(M. Morton) possédait dans la patente. Cette conversation
eut lieu dans son cabinet. Plusieurs personnes y étaient
alors, et parmi elles le Dr A. Blaisdell, qui agissait comme
son agent dans la vente des droits de libre usage soumis
au brevet.

Je doutais beaucoup que l'on pût employer l'éther, sù-
rement et convenablement, pour les usages mentionnés
ci-dessus, et j'hésitais à croire à la réussite des expériences.
Je ne me fiais pas à la validité de la patente, et je fis les
recherches les plus minutieuses auprès de M. Morton et du
Dr Blaisdell pour m'éclairer.

Après quelques négociations, j'achetai, pour moi seul,
le droit du libre usage de l'éther dans le comté de Rensselaer
et dans plusieurs autres comtés voisins. Tant que dura notre
entrevue, le Dr Morton ne réclama jamais l'honneur d'avoir
découvert lui-même la nouvelle qualité de l'éther. Je fus,
au contraire, entièrement convaincu par ses paroles, que
le Dr Jackson, de Boston, était le seul et unique auteur de
la découverte, et que ce dernier la lui avait communiquée.

Je n'aurais jamais fait cet achat si je n'avais cru, et si
l'on ne m'eût assuré que le Dr Jackson avait fait la découverte, et qu'il en avait garanti la sûreté et le succès. Je ne
soupçonnai jamais, d'après les faits que me cita le Dr Morton, dans cette entrevue, qu'il fût pour quelque chose dans

la découverte de la nouvelle manière d'employer l'éther. Je n'aurais certes pas cru qu'il pût assurer ou prétendre qu'il eût droit à cette découverte ; je pensais, au contraire, que le Dr Jackson, seul, en était l'auteur. Je fus, par la suite, très-surpris de voir que le Dr Morton prétendait à la découverte de l'éthérisation, puisque, d'après ses propres déclarations et d'après les représentations de ses agents, j'avais tiré une conclusion toute différente. Je fus convaincu, d'après ses paroles, que le Dr Jackson avait découvert ce nouvel agent, qu'il le lui avait communiqué à lui, M. Morton, pour qu'il en fît la première expérience, et que l'intérêt qu'il possédait dans la découverte n'était qu'un intérêt d'argent.

Signé : ALLEN CLARK.

Je soussigné, John E. Hunt, dentiste, de Boston, comté de Suffolk, état de Massachusetts, déclare et dis sous la foi du serment :

Que je fus aide-dentiste dans le cabinet du Dr W.-T.-G. Morton, de cette ville, pendant la fin de l'année 1846. Je crois que j'y entrai vers le commencement du mois de novembre de cette année. Quelques jours après, je pris un instrument à inhalation de dessus la table à ouvrage, et comme il contenait de l'éther, j'en respirai quelque peu. Je fis remarquer au Dr Morton combien il agissait aisément ; et je le priai de l'essayer lui-même. Il répondit qu'il n'y consentirait jamais. Je lui demandai s'il avait déjà pris de l'éther. Il répondit qu'il n'en avait jamais respiré autrement que dans l'air ambiant. D'après ces paroles et d'après la manière dont il me les adressa, je conclus nécessairement que jamais il ne s'était administré de l'éther, soit avec une éponge, soit avec un mouchoir, soit avec un instrument d'inhalation, soit avec tout autre instrument.

6

Le bruit le plus ordinaire qui circulait dans le cabinet, tant que j'y restai, était que le Dr Jackson, de cette ville, avait le premier fait connaître à M. Morton la découverte de la nouvelle manière d'employer l'éther sulfurique, et lui avait donné les avis nécessaires pour qu'il en fît usage. Le Dr Morton ne contredit jamais ce bruit ordinaire, il ne réclama jamais cette découverte comme sa propriété ; il ne fit jamais la moindre allusion et n'employa jamais la moindre expression qui pût me faire penser qu'il la considérait, en aucune manière, comme à lui appartenant.

Quelques jours après que j'eus commencé mes rapports avec le cabinet de M. Morton, un après-midi de la fin de l'année 1846, en ma présence, Thomas R. Spear, l'un des garçons, pria William Leavitt de s'administrer de l'éther. Leavitt refusa ; là-dessus Spear dit qu'il en prendrait lui-même, si Leavitt voulait bien enlever l'instrument de sa bouche lorsqu'il en aurait respiré suffisamment. Spear s'assit et appliqua l'instrument à sa bouche. Après avoir fait quelques mouvements d'inspiration et d'expiration, il sauta de sa chaise et il saisit par la taille un étranger qui se trouvait là, de manière presque à le renverser. Lorsqu'il fut revenu à lui, il pria l'étranger qu'il avait tant maltraité de l'excuser, parce que c'était la première fois qu'il avait pris de l'éther. Je pensai que Spear n'avait dit cela que pour excuser son impolitesse. Pour m'en convaincre, je demandai à Spear, lorsque l'étranger fut parti, si l'éther avait agi sur lui de la même manière auparavant. « Non, répondit-il, car je n'en ai pas encore pris. » Spear s'étendit beaucoup alors sur les sensations délicieuses que l'éther avait produites en lui. Il en parla comme le font toujours ceux qui en prennent pour la première fois, et qui en ressentent des sensations agréables. Ceci me prouva, de manière à n'en plus douter, qu'il n'avait jamais ressenti les mêmes sensations auparavant.

Quelques jours avant que ce que je viens de raconter n'eût lieu, Spear me pria de l'accompagner dans une promenade qu'il faisait à East-Cambridge. Il y allait, disait-il, pour y faire exécuter un ordre que M. Morton avait donné à la verrerie. Comme nous traversions le pont de Cragie, je demandai à Spear où M. Morton avait pris l'idée d'employer le gaz (c'est ainsi que nous appelions l'éther). Spear me raconta que M. Morton avait reçu cette idée, pour la première fois, au laboratoire du Dr Jackson, et du Dr Jackson lui-même. « Celui-ci, me dit-il, avait confié à M. Morton le soin d'administrer l'éther afin de produire l'insensibilité à la douleur. Ce dernier l'avait essayé sur une femme. L'expérience réussit parfaitement bien, et il continua à en faire usage en suivant toujours les instructions du Dr Jackson. » Je ne puis douter que Spear n'eût l'intention de me déclarer nettement que la nouvelle découverte était l'ouvrage du Dr Jackson seulement, et que lorsqu'il fit cette déclaration, il y croyait sincèrement. Je répétai le même récit au Dr Francis Wightman, beau-frère de M. Morton, qui étudiait alors dans le cabinet, sans lui dire d'où je le tenais. M. Wightman me donna à entendre que l'on m'avait dit la vérité; il me dit que ce récit lui avait été fait à lui-même, et qu'il lui avait inspiré pleine confiance.

Nous faisions des avis et des instructions du Dr Jackson la règle de toutes nos expériences. Les avis que nous donnait le Dr Morton, sous sa propre responsabilité, et qui ne venaient pas du Dr Jackson, étaient généralement imprudents et peu judicieux, et nous ne pensions pas qu'il fût sûr de les suivre.

Vers le milieu du mois de novembre 1846, M. Morton me dit expressément qu'il n'avait jamais respiré d'éther. J'eus quelques rapports avec le cabinet de M. Morton pendant l'hiver entre l'année 1845 et 1846, de même que pendant le printemps et l'été de l'année 1846. J'entendis souvent M. Morton parler d'un grand ouvrage qui l'occupait et qui, suivant ses propres paroles, lui permettrait de monopoliser toute la pratique de l'art des dentistes de cette ville, et qui lui rapporterait

100 ou 200 piastres par jour. Il me disait sans réserve que ce grand ouvrage consistait en une nouvelle composition pour remplir les dents et en une nouvelle manière de les faire et de les poser. Pendant l'été de l'année 1846, M. Morton me déclara qu'il avait porté la composition chez un chimiste pour en faire l'essai, mais qu'elle ne remplissait pas encore son but, et qu'il continuerait à la perfectionner jusqu'à ce qu'il eût réussi. Il était certain de réussir si le temps et l'argent le lui permettaient. Il avait déjà donné 500 piastres à l'un des dentistes de cette ville, que j'ai su depuis être le Dr N.-C. Keep, pour en obtenir des renseignements sur ce sujet, et n'en étant pas satisfait, il avait également donné à un autre de fortes sommes pour obtenir les mêmes renseignements. Pendant l'été de l'année 1846, il ne fit que chercher des perfectionnements par tous les moyens possibles; il montrait continuellement des échantillons qu'il avait fabriqués aux personnes qui visitaient son cabinet.

Je ne vis jamais pendant l'été de l'année 1846 d'éther sulfurique dans le cabinet du Dr Morton. Je n'en reconnus jamais l'odeur sur lui ou tout autre part; je ne l'entendis jamais en prononcer le nom, autant que je me le rappelle; et jamais, pendant l'été et l'automne de la même année, il ne fit d'allusion qui pût me faire penser qu'il eût fait de l'éther sulfurique un sujet d'observations, de recherches, d'études ou d'expériences avant le 30 septembre de la même année. Cependant, M. Morton était très-communicatif pour tout ce qui l'intéressait particulièrement ou qui occupait son esprit.

Je ne restai dans le cabinet de M. Morton que quelques semaines de l'automne de l'année 1846. En m'en allant, je lui parlai de me rendre à la Havane avec de l'éther et des instruments pour son propre compte. Il me dit qu'il en parlerait à M. Eddy; me donnant par là à entendre que M. Eddy était intéressé dans le brevet, et qu'il devait le consulter avant de rien décider.

J'ai entendu des messieurs qui venaient dans le cabinet de M. Morton pour acheter des droits dans le brevet, parler du Dr Jackson en lui attribuant l'honneur de la découverte, et me déclarer que le Dr Morton le leur avait dit. Je me rappelle que l'un de ces messieurs était de Philadelphie, un autre de Vermont, et un autre, un certain M. Heald, je crois, de Portland, dans l'état de Maine. Certainement l'opinion de ces messieurs était conforme à toutes celles que j'entendis dans le cabinet tant que j'y restai pendant l'automne de l'année 1846. M. Morton ne la contredit jamais; jamais il ne laissa croire qu'elle fût inexacte.

Signé : J.-E. HUNT.

État de Massachusetts, comté de Suffolk.

Boston, 2 mai 1848.

En ce jour, attesté devant moi sous serment par ledit Hunt.

Signé : S.-W. ROBINSON,
Juge de paix.

Je soussigné, A. Blaisdell, chirurgien-dentiste de la ville de Boston, comté de Suffolk, état de Massachusetts, déclare et dis sous la foi du serment :

Que pendant l'été et l'automne de l'année 1846, j'étais associé pour la pratique de l'art du dentiste avec les Drs Ball et Fitch, 34, Tremont row;

Que le dernier jour de septembre, ou vers ce temps, ou encore vers le 1er octobre de cette année, je rencontrai le Dr W.-T.-G. Morton chez l'apothicaire Burnett, 33, Tremont row. Ceci arriva très-peu de temps après que l'on eut essayé l'emploi de l'éther pour prévenir la douleur dans les opérations chirurgicales. Je conversai alors avec M. Morton sur les matières suivantes :

Je lui demandai comment il réussissait dans l'emploi de l'éther. Il me répondit : «De la manière la plus satisfaisante.» Je lui demandai comment il se faisait qu'il employât un agent aussi puissant. Il me dit qu'il avait reçu du Dr Jackson les assurances les plus positives sur la sûreté de cet agent. «Vous avez donc consulté le Dr Jackson?» lui dis-je. Il me répondit affirmativement, et me déclara que le Dr Jackson lui avait suggéré le premier l'idée d'employer l'éther sulfurique pour l'usage dont j'ai déjà parlé. Je lui demandai alors si c'était le Dr Jackson qui avait fait cette découverte. Le Dr Morton répondit immédiatement que c'était lui, qu'il la lui avait communiquée en lui donnant les instructions nécessaires sur la manière de l'employer convenablement, et qu'ayant suivi ses avis, ses expériences (celles de M. Morton) avaient été heureuses et avaient répondu entièrement aux prévisions du Dr Jackson.

Le Dr Morton me dit alors qu'il était sur le point de prendre un brevet sur le nouvel emploi de l'éther. Je lui demandai comment il pouvait le faire, puisque le Dr Jackson était l'auteur de la découverte. Il répondit que le Dr Jackson lui avait vendu son droit et lui en avait cédé tout l'intérêt. « Maintenant, dit-il, le Dr Jackson n'aura plus à se mêler du brevet. » Ainsi finit notre conversation.

Je rencontrai souvent le Dr Morton par la suite, et je parlai souvent avec lui sur l'éther. Il me fit toujours les mêmes déclarations, accordant toujours au Dr Jackson l'honneur de la découverte.

M. Morton me pria, le 1er décembre suivant, de l'attendre chez M. Burnett. Je l'attendis, ainsi que je le lui avais promis. A cette entrevue, M. Morton me dit qu'il désirait m'employer à travailler dans son cabinet et à voyager pour vendre des droits de libre usage du *léthéon* (nom que l'on donnait à la vapeur d'éther). Nous nous vîmes encore dans l'après-midi du jour suivant à son cabinet, 19, Tremont row. Le Dr Morton était alors associé avec le Dr N.-C. Keep. Il exprima le même désir que dans la matinée du jour précédent, et me fit diverses propositions. Je conclus le marché. Je m'installai dans le cabinet de MM. Morton et Keep, le 14 décembre 1846. Ce même jour, j'allai à Nashua, état de New-Hampshire, pour vendre des droits du libre usage du léthéon. En concluant un marché avec un monsieur de cette ville, il me fit des objections contre les expressions renfermées dans le brevet. On y faisait usage du pluriel, comme si deux personnes étaient intéressées dans les ventes ou donations.

Voici l'expression employée : *Je promets de payer à leur ordre, assignément ou à leurs représentants légaux.* On demanda pourquoi on avait employé le pluriel, puisqu'une seule signature était apposée au brevet. On me demanda aussi quelle était la personne à qui l'on y faisait allusion. Je répondis que le Dr C.-T. Jackson était l'auteur de la découverte de l'application de l'éther, suivant ce que m'avait dit M. Morton, et qu'il avait concédé à ce dernier pour une certaine somme d'argent tous ses droits et tout l'intérêt qu'il y pouvait posséder. Ce monsieur fit encore quelques objections contre la patente ; il fit venir son avocat, à qui je racontai les faits comme je les ai déjà fait connaître. Celui-ci assura alors à son client qu'il pouvait faire l'achat en toute sûreté. J'allai à Lowell, et j'y vendis trois ou quatre droits de libre usage. Mais j'y rencontrai les mêmes difficultés de la part des acheteurs. Je leur fis à tous la même déclaration qu'à Nashua.

Lorsque je retournai à Boston, je racontai à M. Morton toutes les difficultés que j'avais rencontrées et la manière dont je les avais écartées. Je lui demandai de me dire si j'avais dit l'exacte vérité, et si j'avais déclaré les faits de la manière dont il me les avait racontés. Il me répondit : « C'est l'exacte vérité. » Je dis aussi au Dr Morton qu'il m'avait été très-difficile de faire croire aux gens que l'on pût faire usage de l'éther sans danger, tant que je ne certifiais pas que le Dr Jackson l'avait garanti. M. Morton me répondit qu'il fallait toujours dire que le Dr Jackson était l'auteur de la découverte et qu'il l'avait garantie sans danger. Avec cet ordre nouveau, je partis pour Providence, dans le Rhode-Island. Je vendis le droit de libre usage dans cette ville à deux dentistes, mais je rencontrai les mêmes difficultés qu'à Nashua et Lowell; je les aplanis comme je l'avais déjà fait.

Le 21 décembre, étant de retour à Boston, je me préparais à m'en aller à New-York, comme M. Morton me l'avait ordonné, lorsque le Dr Clark, de Lansingburg, dans l'état de New-York, se présenta pour acheter un droit de libre usage de l'éther. Le Dr Clark se montra très-pressant et très-minutieux dans les renseignements qu'il demanda sur l'éther et sur les effets qu'il produisait. Le Dr Morton lui dit alors que le Dr Jackson, ce chimiste si distingué, avait fait lui-même cette découverte, et qu'il lui avait donné des instructions sur l'emploi de l'éther et les effets qu'il pouvait produire. M. Clark se contenta de cette réponse et conclut un marché. Le Dr D.-S. Blake était témoin de cette conversation. Peu de temps après, j'allai à New-York, accompagné du Dr Blake. Je vendis, dans différentes parties de cet état, des droits soumis à la susdite patente. J'en fis de même à New-Jersey, en Virginie, et dans beaucoup des états du Sud. Je retournais à Boston, lorsque je reçus à Cincinnati, au mois d'avril de l'année suivante, une lettre de M. Edward Warren, dans laquelle il m'annonçait que les docteurs Jackson et Morton se disputaient la découverte de l'emploi de l'éther dans les opérations chirurgicales. Ce fut la première fois que je sus que M. Morton fût attaché en quelque chose à la découverte de l'éthérisation.

Au mois de juin ou de juillet suivant, un article parut dans l'*Alliance and Visitor*, qui censurait sévèrement M. Morton pour avoir permis que l'on fît usage du terme vague d'éther, au lieu de celui qui spécifiait l'éther chlorique dans un certain affeidavit. Cet affeidavit avait paru dans une brochure publiée par M. Edward Warren; on y laissait à deviner au public de quelle espèce d'éther on avait voulu parler. Vers ce temps, je m'entretins avec le Dr Hayden sur la déclaration qui se trouvait dans son affeidavit. Je lui demandai s'il ne savait pas que c'était de l'éther chlorique dont M. Morton avait fait usage lorsqu'il fit son témoignage sous serment. Il répondit : « Je le savais fort bien, mais je crus avoir le droit de m'exprimer comme je l'ai fait, en laissant au public à deviner de quelle espèce d'éther j'avais voulu parler.» Peu d'instants après, M. Morton entra dans le cabinet ; je lui montrai l'article dont j'ai parlé ci-dessus, et je lui demandai ce qu'il en pensait. Il me répondit : « Je n'ai jamais dit à personne que j'aie fait usage de l'éther sulfurique avant d'en avoir reçu le conseil du Dr Jackson. » J'ai entendu M. Edward Warren dire qu'il ne savait pas et qu'il se souciait peu de savoir quel était l'auteur original de la découverte, mais qu'il voulait combattre à outrance et en donner toute la gloire à M. Morton. MM. Morton et Warren m'ont assuré tous deux que ledit Warren devait avoir la moitié du profit que l'on tirerait de la découverte.

Signé : A. Blaisdell.

État de Massachusetts, comté de Suffolk.

27 mai 1848.

Témoignage fait sous la foi du serment devant moi.

F.-K. Bartlett,
Juge de paix.

Je soussigné, Silas T. Gladwin, dentiste de la ville de Lowell, comté de Middlesex, état de Massachusetts, dépose et dis sous la foi du serment :

Que le 15 décembre 1846, ou vers ce temps, le docteur A. Blaisdell, de Boston, vint à mon cabinet, à Lowell, pour me vendre un droit de faire usage librement de ce que l'on appelle le *léthéon;*

Que le Dʳ Blaisdell me déclara alors qu'il avait reçu toute l'autorité nécessaire, comme agent de M. Morton, pour vendre les droits au libre usage du léthéon.

Pendant cette entrevue, le Dʳ Blaisdell me dit ce qui suit, distinctement et en substance : — Le Dʳ Jackson, de Boston, avait découvert que le léthéon, ou la vapeur de l'éther sulfurique, pouvait produire l'insensibilité pendant les opérations chirurgicales. Il avait cédé cette découverte à M. Morton, après lui avoir donné des renseignements sur la nature et les propriétés de l'éther, ainsi que sur les effets qu'il pouvait produire. Il lui apprit aussi la manière dont il devait s'en servir. Le Dʳ Jackson étant un chimiste savant et distingué, et les expériences que l'on avait faites suivant ses recommandations ayant répondu à ses prévisions en les couronnant de succès, je ne devais plus, me dit M. Blaisdell, avoir aucune crainte sur la parfaite sécurité avec laquelle je pouvais employer cet agent; et je devais être persuadé de son efficacité pour produire l'insensibilité au plus haut degré, et pour le temps nécessaire à pratiquer une opération chirurgicale ou dentale sur un malade soumis à son influence. — Le Dʳ Morton seul avait acheté au Dʳ Jackson son droit à cette découverte, et s'en était emparé avant tout autre. Il ferait certainement son chemin et réaliserait une grande fortune.

Signé : SILAS T. GLADWIN.

État de Massachusetts, comté de Middlesex.

Lowell, 20 avril 1848.

Témoignage fait sous la foi du serment devant moi.

Signé : WILLIAM SMITH,
Juge de paix.

Je soussigné, Samuel Lawrence, de la ville de Lowell, dans le comté de Middlesex, état de Massachusetts, dépose et dis sous la foi du serment :

Que le 15 décembre de l'année 1846, ou vers ce temps, le Dᵣ Alvah J. Blaisdell, de la ville de Boston, vint à mon cabinet, à Lowell, et s'annonça comme agent du Dᵣ Morton, de Boston, pour me vendre de sa part le droit de libre usage de ce qu'on appelle *léthéon*. Je n'achetai pas du Dᵣ Blaisdell des droits de libre usage, uniquement, comme je le lui dis alors, parce que j'avais déjà fait usage de l'éther sulfurique avec succès, et que j'étais persuadé que l'on pouvait l'employer sans danger, lorsqu'on l'administrait convenablement. Là-dessus le Dᵣ Blaisdell me dit que je ne pouvais pas employer l'éther sulfurique sans transgresser la patente que M. Morton avait prise sur le léthéon. Je répondis que je ne me souciai pas du brevet de M. Morton, parce que l'on ne pouvait pas plus prendre un brevet sur l'éther sulfurique que sur tout autre médicament. Le Dᵣ Blaisdell menaça de me poursuivre si je faisais usage de l'éther, et lorsqu'il m'offrit pour la somme de 70 piastres un droit de faire usage, je lui dis que je n'en donnerais pas 25 sous.

Le Dᵣ Blaisdell me déclara que le léthéon était parfaitement sûr; que je pouvais croire le Dᵣ Jackson là-dessus, car il était l'un des meilleurs chimistes des États-Unis, et il avait fait cette découverte, qu'il avait cédée à M. Morton ;

que le Dr Jackson avait donné à M. Morton tous les avis et toutes les instructions nécessaires pour employer l'éther; que le Dr Jackson lui-même en avait fait usage et le croyait sans danger; et que le Dr Morton en avait pris une patente, avec la permission du Dr Jackson.

M. Blaisdell me donna aussi à entendre clairement que la première découverte de l'insensibilité produite par l'éther sulfurique pendant les opérations chirurgicales était due au Dr Jackson.

J'appris dans cette conversation, que le léthéon n'était rien autre chose que l'éther sulfurique.

Signé : SAMUEL LAWRENCE,
Dentiste.

État de Massachusetts, comté de Middlesex.

20 avril 1848.

Témoignage fait, sous la foi du serment, devant moi.

Signé : I.-B. ABBOT,
Juge de paix.

———

Je soussigné, Daniel S. Blake, chirurgien-dentiste, de Boston, dans le comté de Suffolk, état de Massachusetts, dépose et dis sous la foi du serment :

Que je fus employé, dès le 21 décembre 1846, par le Dr Morton comme son agent, pour vendre les droits de libre usage du léthéon, ou de l'éther sulfurique employé pour détruire la sensibilité des opérations chirurgicales. En remplissant mon devoir comme son agent, je voyageai dans plusieurs parties de New-York, de New-Jersey, de Connecticut et de Pensylvania. J'y vendis des droits de libre usage à plusieurs personnes. D'après les instructions de M. Morton, j'affirmais constamment que le Dʳ Jackson, docteur en médecine, de Boston, avait découvert que l'on pouvait employer l'éther pour détruire la sensibilité dans les opérations chirurgicales ; que M. Morton avait inventé l'instrument pour administrer l'éther, et que je l'apportais avec moi pour le vendre ; que le Dʳ Morton avait acheté tous les droits résultant de cette découverte appartenant au Dʳ Jackson ; et qu'avec l'aide du Dʳ Jackson, M. Morton avait pris un brevet dont il était propriétaire pour l'emploi du nouvel agent.

Je fus obligé d'expliquer continuellement à tous ceux à qui je vendais un droit de libre usage les positions respectives de M. Morton et du Dʳ Jackson. J'avais appris de M. Morton tous les faits que je communiquais, et je ne fus pas peu étonné de le voir prétendre à la gloire d'une découverte qu'il m'avait souvent assuré être due au Dʳ Jackson.

La première fois que je conversai avec M. Morton sur la découverte de l'emploi de l'éther pour détruire la sensibilité dans les opérations chirurgicales, ce fut lorsque l'on venait d'annoncer cette nouvelle découverte, ce qui n'arriva que vers l'automne de l'année 1846. Je me rappelle que j'étais présent le jour de l'opération que l'on fit avec de l'éther sulfurique à Broomfield−House. Je demandai à M. Morton des explications sur l'origine de la découverte. Il me dit que le Dʳ Jackson en était l'auteur, et qu'il en avait fait usage (lui M. Morton) en suivant tous les avis du docteur.

Le 22 décembre 1846, peu de temps avant mon départ, comme agent du Dʳ Morton pour vendre des droits de libre usage soumis à la patente, je l'entendis expliquer au Dʳ Clark, de Lansingburg, de l'état de New−York, lequel venait acheter un droit de libre usage du léthéon au cabinet même de M. Morton ; je l'entendis, dis−je, lui expliquer l'origine de la découverte. Il dit alors que le Dʳ Jackson était celui qui le premier avait mis au jour l'usage de l'éther sulfurique pour détruire la sensibilité dans les opérations chirurgicales ; et que lui, M. Morton, avait enfin obtenu un intérêt dans cette découverte en se donnant beaucoup de peine pour prendre un brevet et pour fabriquer l'instrument qui servait à l'inhalation de l'éther ; lequel instrument il avait inventé lui-même. Le Dr Alvah Blaisdell, chirurgien-dentiste de cette ville, était présent lorsque le Dr Morton expliqua au Dr Clark l'origine de la découverte et les rapports qu'il avait eus avec le Dr Jackson sur ce sujet.

Le Dr W.-T.-G. Morton me dit et me donna toujours à entendre dans toutes nos entrevues, que le Dr Charles T. Jackson était le premier inventeur de l'éthérisation ; que lui, M. Morton, il avait fait usage le premier de l'éther sulfurique pendant l'automne de l'année 1846 ; et que depuis, il l'avait administré en suivant tous les avis du Dr Jackson. Je fus employé pendant deux mois par M. Morton à vendre des droits de libre usage du *léthéon*.

Signé : Daniel S. Blake.

État de Massachusetts, comté de Suffolk.

Boston, 16 août 1847.

En ce jour, le susnommé Daniel S. Blake a paru devant moi en personne, et il a certifié sous serment la vérité des faits cités dans le témoignage ci-dessus, qu'il a signé.

Fait par-devant moi.

Signé : J.-C. King,
Juge de paix.

Je soussigné, J.-A. Robinson, de Salem, comté d'Essex, état de Massachusetts, dépose et dis sous la foi du serment :

Que, pendant l'automne de l'année 1846, j'allai chez le Dʳ W.-T.-G. Morton à Boston, pour acheter le droit de libre usage de ce que l'on appelle le *léthéon*. Je passai près d'une heure à converser avec lui; je conclus, d'après sa conversation, que le Dʳ Jackson était l'auteur de la découverte de l'éthérisation. Je me rappelle que je demandai alors à M. Morton comment il se faisait qu'il pût vendre un droit de libre usage du nouvel agent, puisque le Dʳ Jackson l'avait découvert. Il me répondit ce qui suit distinctement et en substance : — Il avait acheté du Dʳ Jackson un droit exclusif à cette découverte, et il en avait pris un brevet.

M. Morton admit sans réserve qu'une autre personne avait des rapports directs avec cette découverte, et que le Dʳ Jackson était cette personne. Je me convainquis, d'après les déclarations de M. Morton lui-même et d'après ce qu'il admit, que l'intérêt qu'il possédait dans la nouvelle découverte était exclusivement un intérêt pécuniaire. Il ne paraissait se considérer en aucune manière comme l'inventeur de l'éthérisation, mais ne semblait penser qu'à son droit dans la patente.

Signé : J.-A. Robinson.

État de Massachusetts, comté d'Essex.

22 avril 1848.

Le témoin susnommé atteste sous serment la fidélité du témoignage ci-dessus qu'il a signé devant moi.

A. Huntington,
Juge de paix.

Je soussigné, Nathan B. Chamberlain, fabricant d'instruments de physique dans la ville de Boston, comté de Suffolk, état de Massachusetts, dépose et dis :

Que, pendant l'été de l'année 1846, M. W.-T.-G. Morton vint chez moi, 9, School street, pour me consulter sur divers appareils dont il avait besoin pour son cabinet. Il me fit faire d'abord un tour et ses accessoires. Ensuite, vers la fin de l'été ou au commencement de l'automne, il me demanda si je pouvais lui faire un chalumeau à gaz, parce que, suivant son opinion, cet instrument devait se trouver dans le cabinet d'un dentiste. Il me fit remarquer qu'il voulait un chalumeau pour souder. Cet instrument, il le voulait élégant et commode, de manière qu'il pût le cacher aisément sous la table. Il me fit beaucoup de questions sur cet instrument et sur le prix qu'il pouvait coûter. Je lui dis qu'il pouvait avoir un appareil à chalumeau muni d'un sac en gomme élastique; que les sacs seraient très-commodes et ne coûteraient pas cher. M. Morton me demanda alors quel gaz il emploierait pour remplir ce sac, lequel coûterait meilleur marché, s'il ne pouvait pas se servir du gaz de l'éclairage; et il me pria de lui indiquer la manière de le faire. Pendant toute la conversation, il ne fit pas une seule fois allusion à l'éther sulfurique; et je suis certain qu'il ne voulait pas employer les sacs de gomme élastique pour aucun autre usage que pour celui dont j'ai déjà parlé.

Je détaillai à M. Morton le prix que lui coûterait un appareil à chalumeau construit de la manière dont il le désirait, et ma réponse ne le satisfaisant pas, il refusa. Il me demanda alors si l'on ne vendait pas un appareil semblable autre part dans cette ville. Je lui indiquai M. Joseph M. Wightman. Il me questionna sur ce personnage et sur l'endroit où il tenait son établissement, etc.

M. Morton me quitta alors, et je n'eus plus d'autre affaire avec lui jusqu'au jour où il vint me prier de lui construire un appareil à inhalation. Ce dernier fait se passa au mois d'octobre de la même année. Il vint alors chez moi, et me déclara qu'il possédait une préparation qui détruisait la sensibilité des opérations qu'il faisait sur les dents, et il voulut que je lui procurasse un instrument propre à en permettre l'inhalation. L'odeur qu'il avait sur lui me fit penser que c'était de l'éther sulfurique. Je suis sûr que cette entrevue eut lieu quelques jours après le 1er octobre de l'année 1846. Alors M. Morton me donna à entendre, d'après la manière dont il s'exprima, que l'auteur de la découverte était tout autre que lui. Il me dit distinctement qu'un autre lui avait suggéré cette idée, et d'après la manière dont il se servit du nom du Dr Jackson en parlant de la préparation, je pensai que ce dernier en était l'inventeur.

Je me rappelle que lorsque M. Morton s'en alla, mon frère, qui était alors présent, parla de préparation comme venant du Dr Jackson. C'était la conversation de M. Morton qui nous donna cette pensée. Tant qu'elle dura, il ne mêla à cette découverte, dont il voulait faire l'application, le nom d'aucun autre chimiste, si ce n'est celui du Dr Jackson; il ne dit rien de lui-même et ne semblait se considérer en rien comme l'auteur de la découverte. Au 13 octobre de l'année 1846, il me pria de lui réparer l'instrument que je lui avais fait. Je sus qu'on y avait mis de l'éther sulfurique.

Il ne me donna alors aucune raison de changer ou de modifier en rien l'opinion que je m'étais formée dans la première entrevue.

Je fus très-surpris quand j'appris que M. Morton réclamait cette découverte comme sa propriété. Car les anciennes convictions que je m'étais formées, d'après ses propres déclarations, y étaient contraires. Je n'avais jamais hésité à déclarer le Dr Jackson auteur de la découverte de l'éthérisation.

Signé : N.-B. CHAMBERLAIN.

Je soussigné, David K. Hitchcock, chirurgien-dentiste de la ville de Boston, déclare et dis :

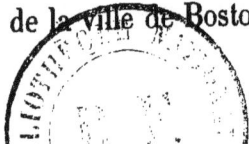

7

Que vers le 2 ou le 3 octobre de l'année 1846 je conversai avec le Dr Charles T. Jackson sur l'emploi de la vapeur d'éther dans la production de l'insensibilité. A cette entrevue le Dr Jackson me raconta comment il avait communiqué la découverte de l'éthérisation au Dr W.-T.-G. Morton, et me donna aussi son opinion sur les moyens d'administrer ce nouvel agent d'une manière judicieuse et sûre.

Le Dr Jackson me déclara distinctement qu'il avait beaucoup de confiance en cette découverte, et qu'il ne doutait pas que l'on ne pût faire les opérations les plus graves sur une personne qui aurait respiré de l'éther, sans qu'elle en ressentît, la moindre douleur. Il me dit aussi que les praticiens prudents et savants devraient seuls employer ce nouvel agent, et que sa seule crainte était qu'il n'occasionnât de grands malheurs entre les mains des ignorants, des imprudents et des inhabiles. Le Dr Jackson me fit entendre d'une manière explicite que l'éther pur et rectifié seulement pouvait être employé sans danger. Il me déclara dans plusieurs autres entrevues que nous eûmes dans le courant du mois d'octobre qu'il s'opposait à ce que l'on prît un brevet sur cette découverte, et, de plus, qu'il était ennemi en principe de la prise de brevets sur tout autre nouvel agent médical.

Signé : DAVID K. HITCHCOCK.

Je soussignée, R.-C. Bartlett, de Boston, comté de Suffolk, état de Massachusetts, dépose et dis :

Que j'habitai avec la famille du Dr Charles T. Jackson pendant l'été de l'année 1844;

Que je suis la tante de la femme du Dr Jackson;

Et que je dois être celle dont on parle dans le mémoire que M. W.-T.-G. Morton adressa à l'Académie des sciences de Paris; mémoire qui fut publié à Boston dans le 201ᵉ numéro de la revue périodique *Littell's living Age*. On m'y appelle la tante du Dʳ Jackson dans le paragraphe suivant :

« Vers ce temps (pendant l'été de l'année 1844), la femme et la tante du Dʳ Jackson étaient en traitement chez moi pour des maux de dents. Il fallait extraire quelques dents à ces deux dames. L'opération était douloureuse, et ces dames étaient extrêmement impressionnables, la dernière de celles-ci surtout. Avant l'extraction de chaque dent, elle passait plusieurs heures dans le fauteuil d'opération sans pouvoir recueillir assez de courage pour souffrir l'opération; elle voulait ou être magnétisée, ou que je lui donnasse quelque chose qui la rendît insensible. Le Dʳ Jackson, qui était présent, faisait tous ses efforts pour encourager cette dame, mais il ne suggérait aucun moyen qui pût produire l'insensibilité... »

Le Dʳ Jackson n'était pas présent alors, comme le prétend M. Morton; et je suis persuadée qu'il n'eut aucune connaissance de l'opération avant qu'elle eût été pratiquée. Tout ce que M. Morton a pu dire sur la répugnance que j'éprouvais à subir l'opération est faux. Il est également faux que je l'aie prié de me magnétiser, que je lui aie demandé quelque chose pour me rendre insensible, ou que j'aie passé plusieurs heures dans le fauteuil d'opération.

Je ne restai pas dans son cabinet en tout plus d'une heure. J'ai dit depuis au Dʳ Jackson que je m'étais fait arracher beaucoup de dents par le Dʳ Morton. Il fut alors très-étonné et très-fâché de ce que M. Morton eût eu l'imprudence de m'arracher tant de dents dans une seule séance.

Le Dʳ Jackson n'assista jamais à aucune opération de dents, faite sur moi par M. Morton.

Signé : R.-C. BARTLETT.

Je soussignée, Élisabeth Bridge, de Boston, état de Massachusetts, dépose et dis sous la foi du serment :

Que je suis la sœur de Rébecca C. Bartlett;

Que j'allai avec elle chez M. Morton, au mois de juin de l'année 1844, lorsqu'elle se fit arracher des dents;

Que le Dr Jackson n'était pas présent, et que, selon que je puis le présumer, il ne savait pas que la susnommée Rébecca C. Bartlett dût se faire arracher des dents.

Signé : ÉLISABETH BRIDGE.

État de Massachusetts, comté de Suffolk.

Boston, 24 mars 1848.

En ce jour, la susnommée Élisabeth Bridge a paru devant moi et certifié, sous la foi du serment, la vérité des faits cités dans l'affeidavit ci-dessus qu'elle a signé.

Fait par-devant moi,

ABRAHAM JACKSON junior,
Juge de paix.

Lettre du Dr Charles T. Jackson au Dr Martin Gay.

MON CHER MONSIEUR,

Conformément à votre demande, je vous donne ici le récit des expériences et des observations que j'ai faites, il y a quelques années, sur l'inhalation de la vapeur d'éther sulfurique purifié. Je connaissais, d'après mes propres expériences, et d'après celles des autres, cette espèce d'ivresse produite par l'inhalation de la vapeur d'éther. Cependant, personne ne savait encore que l'on pouvait produire, par le moyen de cet agent, une insensibilité courte et dans laquelle

on ne courait aucun danger. Je mouillai un linge avec de
l'éther et je le mis sur ma bouche et sous mes narines. Je
m'assis alors dans une berceuse; je respirai la vapeur d'é-
ther dont j'avais imprégné le linge pendant que je remar-
quais l'effet qu'elle produisait sur moi. La première sensation que j'éprouvai fut un sentiment de fraîcheur; puis
je sentis de la chaleur et une grande envie de rire; tout
cela accompagné d'une singulière irritation dans la poitrine.
Après que j'eus éprouvé toutes ces différentes sensations je
perdis connaissance; je revins promptement à moi-même,
et peu de temps après j'étais tout à fait remis de l'effet que
l'éther avait produit sur moi.

J'ai souvent respiré de la vapeur d'éther pour me soulager de l'irritation que me causaient les gaz dangereux.
Pendant l'hiver, entre l'année 1841 et 1842, peu de temps
après que j'eus fait cette expérience, je préparais du chlore
pour une leçon que je devais donner à l'Association chari-
table mécanique de Massachusetts. Tandis que je recueillais
le chlore dans de grandes bouteilles pleines d'eau bouil-
lante, dont le gouleau plongeait dans une cuve pneuma-
tique, l'aide qui tenait une de ces bouteilles la laissa choir
accidentellement. Elle se brisa alors que mon visage en était
tout près. J'avalai immédiatement une grande quantité de
ce gaz, ce qui me suffoqua presque; de sorte que je pus à
peine regagner ma demeure.

Dès que je pus obtenir de l'aide, j'envoyai chercher de
l'éther sulfurique et de l'ammoniaque; je respirai ces deux
corps alternativement. J'espérais par là neutraliser le chlore
par l'hydrogène de l'éther, et l'acide qui en serait formé par
l'ammoniaque. Pendant quelque temps je fus un peu soulagé;
mais je me sentais tellement abattu, et j'avais un si grand
poids sur la poitrine, que je craignais de ne pas pouvoir donner ma leçon. Je la donnai, cependant, sans trop de peine.
Après la leçon, comme je souffrais encore de l'effet du chlore,
je résolus de respirer de nouveau la vapeur d'éther pendant

plus longtemps. Je me rendis, par conséquent, dans mon laboratoire attenant à ma demeure, et j'y pris une bouteille d'éther sulfurique. J'en mouillai un linge que j'avais plié, puis le pressai légèrement, et me couchant dans une berceuse, après avoir mis mes pieds sur une chaise, je plaçai le linge sur ma bouche et sous mes narines. Je respirai l'éther qui y était contenu. Ma tête était appuyée contre la chaise, de manière que j'étais tout à fait à mon aise et dans une position fixe. Je ressentis les mêmes effets que ceux dont je vous ai déjà parlé, seulement j'éprouvai de la toux au commencement.

Cette expérience me fit penser que l'on pourrait obtenir une paralysie tellement complète des nerfs de la sensibilité, tant que durerait la perte de connaissance, que l'on pourrait faire une opération à un malade qui serait dans cet état sans qu'il en éprouvât de douleur. La perte de connaissance était tout à fait remarquable; elle ressemblait peut-être plus à celle que l'on voit dans l'épilepsie qu'à toute autre. J'entendis rapporter, par la suite, d'autres exemples de cette insensibilité produite accidentellement, et me convainquis que l'inhalation de l'éther ne serait accompagnée d'aucun accident. Je m'étais déjà formé cette opinion d'après mes propres expériences. J'étais tout disposé à recommander l'usage de l'éther dans les opérations chirurgicales. La manière dont il fut employé depuis vous est connue d'après le témoignage d'autres personnes. Je vous apprendrai que l'intérêt que je ressentis pour les expériences dans lesquelles on respirait les gaz fut éveillée en moi par les expériences de sir Humphry Davy. Depuis que j'ai pris connaissance de ses expériences, il m'a semblé qu'il serait bon de pousser plus loin ses recherches sur ce sujet.

Je suis, avec beaucoup d'estime,

Votre ami :

CHARLES T. JACKSON.

A M. le docteur Martin Gay.

Je soussigné, Samuel A. Bemis, dentiste de la ville de Boston, comté de Suffolk, état de Massachusetts, déclare et dis :

Qu'au 29 septembre 1842, ou vers ce temps, je demeurais comme pensionnaire dans le *Mt. Crawford-House*, à *Hart's-Location*, dans le comté de Coos, état de New-Hampshire ;

Qu'au 29 septembre, ou vers ce temps, le Dr Charles T. Jackson, ayant reçu la mission de faire la carte géologique de New-Hampshire, s'arrêta audit Mt. Crawford-House.

J'avais connu le Dr Jackson quelques années auparavant. Nous fîmes diverses remarques concernant ma profession, dans le cours d'une conversation que nous liâmes ensemble au susdit lieu et à la susdite date. Plusieurs personnes étaient alors présentes, notamment M. William F. Channing, de Boston, aide du Dr Jackson. Ce dernier parla de la douleur résultant des opérations, et nous dit qu'elle était la conséquence nécessaire de la pratique de notre art. Il nous fit entendre qu'il désirait calmer, ou même détruire complétement la souffrance dans les opérations chirurgicales ; et il nous assura que l'on pouvait atteindre ce but en introduisant un nouvel agent dans ces opérations. Après nous avoir fait plusieurs observations sur l'importance qu'il y avait à trouver un nouveau traitement ou un agent qui empêcherait les malades d'éprouver de la douleur, le Dr Jackson me dit que, si je voulais, il pourrait me procurer cet agent, qu'il savait devoir produire l'effet désiré, et il me proposa d'en faire usage dans ma pratique. Je suis certain qu'il voulut alors parler de l'éther sulfurique, ainsi qu'il l'a fait connaître plus tard. Il observa aussi qu'il en avait déjà fait l'essai sur lui-même, un jour qu'il lui était arrivé un accident dont il souffrait beaucoup. Cet essai avait parfaitement réussi. Je lui répondis, comme une raison pour laquelle je ne voulais pas introduire ce nouvel agent dans ma pratique privée, que l'on souffrait peu dans les

opérations que je pratiquais; que j'avais trouvé souvent plus
de difficulté à persuader à mes malades de conserver leurs
dents qu'à les faire soumettre aux opérations nécessaires.
En effet, les principes que je m'étais formés pour la pratique de mon art étaient de conserver les dents plutôt que
de les enlever. Certainement le Dr Jackson pensait alors
que cet agent, employé pour les motifs nommés ci-dessus,
pouvait non-seulement être appliqué avec succès, mais qu'il
était aussi à la portée de tout opérateur savant. J'espérais
trouver un jour un rapport sur cette découverte dans quelques journaux scientifiques.

S.-A. BEMIS.

Boston, 20 mai 1847.

Témoignage fait sous la foi du serment devant moi.

JOSIAH QUINCY junior,
Juge de paix.

Lettre de M. J.-H. Blake au Dr Charles T. Jackson.

Boston, 27 avril 1848.

MON CHER MONSIEUR,

Pour répondre aux questions que vous me fîtes hier, je
vous dirai que je me rappelle parfaitement en substance la
conversation que nous eûmes ensemble sur l'éther sulfurique pendant le printemps de l'année 1842. Elle eut lieu
dans votre cabinet où je passais la soirée. Comme je remarquai que vous souffriez beaucoup d'un violent mal de

tête, j'étais sur le point de m'en aller ; mais vous me priâtes de n'en rien faire, parce que, disiez-vous, dans dix ou quinze minutes je ne sentirai plus de douleur. Je vous dis alors : « Si j'étais sujet à des maux de tête si forts et de si courte durée, je respirerais du protoxyde d'azote. » Je ne fis pas cette remarque sérieusement. Vous me répondîtes : « Il vaudrait mieux respirer un peu de votre éther sulfurique ; » et vous ajoutâtes : « Savez-vous qu'en en respirant on produit une insensibilité complète ? » ou des paroles semblables.

Je remarquai ce fait ; mais alors je croyais que la trop fréquente inhalation de l'éther sulfurique produirait des effets dangereux, sinon fatals.

L'éther auquel vous fîtes allusion avait été préparé pour l'usage de mon laboratoire. C'était de l'éther sulfurique purifié, très-différent de celui que l'on vendait alors dans les boutiques ; on n'en trouvait pas de semblable sur le marché.

Je suis, avec beaucoup de respect,

Votre dévoué ami :

J.-H. BLAKE.

Je soussigné, William-Francis Channing, docteur en médecine, de Boston, comté de Suffolk, état de Massachusetts, certifie qu'au mois de mars de l'année 1846, je respirai du chlore par hasard dans le laboratoire du Dr Charles T. Jackson, de Boston. L'effet que cela produisit fut des spasmes dans la poitrine et de la difficulté à respirer, et cela avec une si grande violence, que je crus succomber immédiatement. Je respirai tout de suite de l'ammoniaque et de l'alcool pour neutraliser le chlore, mais je n'éprouvai que

peu de soulagement. Je pris aussi du cognac, qui ne me sou-
lagea que momentanément. Le Dr Jakcson, qui revint alors
dans son cabinet, me conseilla de respirer de l'éther sulfurique; ce qui l'avait déjà soulagé, alors qu'il se trouvait dans
le même cas que moi. Il me l'administra par le moyen d'un
mouchoir. L'inhalation de l'éther fit cesser immédiatement
les spasmes, et diminua la difficulté que j'éprouvais à respirer.
Ces douleurs revinrent encore peu de temps après, mais je
finis par les chasser complétement en respirant de l'éther de
temps en temps, de manière que, une heure après que l'accident me fut arrivé, je pus sortir sans peine du laboratoire.

Quelques jours après, l'inhalation produite sur moi
par le chlore et un froid que je pris causèrent chez moi
une très-forte inflammation des poumons. Peu de temps
après mon rétablissement, satisfait du soulagement que
j'avais éprouvé en respirant l'éther, j'en prescrivis l'usage
pour les cas ordinaires de spasmes de la poitrine.

J'ai entendu le Dr Jakson parler plusieurs fois de l'inhalation de l'éther sulfurique pour produire l'insensibilité
pendant les opérations chirurgicales. Ces conversations que
je tins avec le Dr Jackson eurent lieu il y a bien certainement déjà plus d'un an et demi. Je crois fermement que la
première communication de la découverte de l'éthérisation
fut faite pendant l'été ou l'automne de l'année 1842, alors
que j'étais aide du Dr Jackson, dans ses études géologiques
(*geological turney*) de l'état de New-Hampshire.

W. F. CHANNING.

État de Massachusetts, comté de Suffolk.

Boston, 12 mai 1847.

Témoignage fait par-devant moi par ledit William F.
Channing.

ELLIS GRAY LORING,
Juge de paix.

Je soussigné, Joseph Peabody, de Salem, état de Massachusetts, dépose et dis :

Que j'ai été pendant quelque temps étudiant en chimie dans le laboratoire du Dr Charles T. Jackson de Boston ;

Que, dans la dernière partie du mois de février de l'année 1846, le Dr Jackson me raconta qu'il avait découvert que l'éther sulfurique possédait certaines propriétés très-remarquables; que lorsque l'on en respirait librement, il faisait perdre connaissance et produisait une grande insensibilité à la douleur.

Voici la manière dont il me communiqua cette découverte. Je souffrais d'un violent mal de dent; et comme je voulais m'en faire arracher une, l'un de mes compagnons m'engagea fortement à essayer l'influence du magnétisme pour amener l'insensibilité; il m'offrait de me magnétiser lui-même. Je consentis et il commença l'expérience. Tandis que nous étions occupés ainsi, le Dr Jackson entra; il nous fit remarquer que c'était perdre notre temps et notre peine que de répéter les expériences des magnétiseurs, car leur insensibilité était factice. « Si vous voulez vous faire arracher une dent sans douleur, » me dit-il, « prenez du mesmérisme que j'ai enfermé dans une bouteille dans l'autre chambre, sous la forme de l'éther sulfurique.» Il me détailla minutieusement l'effet que produisait l'inhalation de l'éther sulfurique. Je lui demandai comment il avait appris ce qu'il me disait. « C'est, » me dit-il, « que je l'ai essayé sur moi-même. » Quatre ans auparavant il en avait respiré pour voir l'effet que cela produirait sur l'économie. Il fut très-étonné de voir que l'on perdait entièrement connaissance. Cet état ne dura que peu de temps et ne produisit aucun effet désagréable. Il me dit encore que, plus tard, comme il se préparait à faire quelques expériences de chimie, il respira par hasard une grande quantité de chlore qui lui remplit les poumons, ce qui produisit une irritation et une suffocation soudaines. Il s'administra de l'éther, dans l'espérance d'être soulagé; il en respira la vapeur copieusement, après en avoir versé sur un morceau de toile qu'il posa sur sa bouche. Bientôt il perdit toute connaissance et ne souffrit plus, quoique les douleurs qu'il ressentait dans les poumons fussent revenues quand l'effet de l'éther eut cessé entièrement. Il me conseilla de me servir de l'éther lorsque je me ferais arracher une dent, m'assurant que je ne sentirais pas l'opération. Il ajouta que l'éther préparé expressément pour cela, et privé d'alcool, assurerait le succès de l'expérience. Je résolus de faire tout de suite cet essai; et comme j'étais obligé de retourner à Salem, j'y distillai de l'éther avec de l'acide sulfurique.

Je consultai en même temps plusieurs ouvrages de chimie et de médecine que je pris dans une grande bibliothèque scientifique, qui était à ma disposition, pour savoir quels étaient les effets de l'éther sulfurique. Je vis que toutes les autorités de la science déclaraient très-dangereux les effets de l'éther sur l'économie et conseillaient de n'en point faire usage. Mon père s'opposait aussi à ce que je respirasse de l'éther. Il me parut que l'opération n'était pas assez sérieuse pour que je me décidasse à employer un corps que toutes les sommités de la science déclaraient dangereux. De retour au laboratoire du Dr Jackson, je lui fis part de l'opinion qu'avaient ceux qui ont écrit sur la chimie et la médecine de l'emploi de l'éther. Il répondit qu'il connaissait l'opinion que renferment ces ouvrages, mais qu'il ne croyait pas avoir moins raison pour cela, et que l'emploi de l'éther était sans danger, et ses effets les mêmes que ceux qu'il avait constatés lui-même.

Ce ne fut pas la seule occasion dans laquelle nous parlâmes des effets de l'éther. Il y fit allusion dans plusieurs autres circonstances, et toujours avec la même confiance; de sorte que lorsque j'appris le succès de l'expérience, je ne fus pas du tout surpris.

Je retournai au laboratoire du Dr Jackson une semaine après qu'il eut communiqué sa découverte à M. Morton, et, depuis ce temps, j'ai été constamment avec lui. Je puis déclarer positivement que jamais il n'a montré la plus légère hésitation sur l'importance du nouvel usage de l'éther qu'il avait introduit; jamais il n'a donné à cette découverte une valeur moindre qu'elle ne la possède, et jamais il n'a cessé de la réclamer pour lui seul.

Signé : JOSEPH PEABODY.

États-Unis d'Amérique, état de Massachusetts, comté de Suffolk.

Boston, 11 mai 1847.

En ce jour, le nommé Joseph Peabody a paru devant moi, et dûment assermenté, il dépose et dit ce qui se trouve dans cet écrit signé par lui et présenté comme son témoignage sur les matières qui y sont spécifiées.

En foi de quoi j'ai signé le présent écrit et j'y ai apposé le sceau de mon bureau.

JOHN P. BIGELOW,
Notaire public.

Fait le 11 mai, A. D. 1847.

Je soussigné, George O. Barnes, de Plymouth, état de Massachusetts, dépose et dis :

Que pendant l'automne de l'année 1846, j'étais étudiant en chimie chez le Dr Jackson ;

Que, pendant le mois de septembre, je travaillais dans l'arrière-chambre du laboratoire, lorsque M. W.-T.-G. Morton passa par cette chambre, sans doute pour se rendre dans la maison qui touchait le laboratoire. Il revint bientôt, ayant en main un sac de gomme élastique appartenant au Dr Jackson. Comme il se dirigeait vers la salle où se trouvent les appareils, j'entendis le Dr Jackson lui demander ce qu'il voulait faire de ce sac. Il répondit qu'ayant une malade tout à fait réfractaire, qui ne voulait pas se laisser arracher une dent, il voulait agir sur son imagination de manière à ce qu'elle lui laissât faire l'opération. Il voulait remplir le sac d'air, voulant dire, à ce que je crus comprendre, de l'air atmosphérique ; ce qui lui donnerait une apparence formidable. Il demanda au Dʳ Jackson comment il devait faire pour gonfler le sac. « Par le moyen des poumons ou d'une paire de soufflets, » répondit celui-ci. « Mais, continua-t-il, je crois, monsieur Morton, que votre projet est bien absurde ; votre malade ne se laissera pas tromper de cette manière, et vous n'arriverez à aucun autre résultat qu'à celui de vous faire dénoncer comme un imposteur. » « Je ne vois pas cela, » reprit M. Morton ; « je crois qu'avec un sac bien rempli d'air, sous mon bras, je lui ferais accroire tout ce que je voudrais. » En disant cela, il mit le sac sous son bras, et le pressant plusieurs fois avec son coude, il lui montra la manière dont il voulait le faire agir. « Si je pouvais seulement réussir à lui ouvrir la bouche », dit Morton, « je lui arracherais sa dent. Un homme n'a-t-il pas saigné jusqu'à ce que mort s'ensuivît par le seul effet de son imagination ? » Comme il continuait à détailler son expérience, le Dʳ Jackson l'interrompit et lui dit : « Ah bah ! je ne pense pas que vous croyez de semblables histoires. Je vous conseille d'abandonner l'idée que vous avez de tromper vos malades par le moyen de l'air atmosphérique ; vous ne réussirez qu'à vous faire du tort. » M. Morton répondit : « Je m'en soucie peu, je ferai toujours mon expérience avec l'air atmosphérique. »

M. Morton quitta le Dʳ Jackson et la chambre où se trouvaient les appareils, dans laquelle la dernière partie de cette conversation avait eu lieu. Il se dirigeait de la chambre de devant vers la porte qui donne sur la rue en balançant de sa main son sac de gomme élastique. Le Dʳ Jackson le suivit, prit le sac de ses mains et le jeta à terre. Pendant leur conversation, ils avaient parlé du protoxyde d'azote, mais ils n'avaient pas dit un mot de l'éther sulfurique. M. Morton n'avait même pas demandé au Dr Jackson un moyen pour prévenir la douleur pendant qu'il arracherait des dents. Le Dr Jackson s'adressa à lui, et lui dit : « Maintenant, Morton, je puis vous indiquer quelque chose qui produira un effet réel. Allez chez l'apothicaire Burnett. Achetez de l'éther sulfurique très-fort; le plus fort il sera, le mieux il vaudra. Versez-le sur votre mouchoir, mettez-le sur la bouche de votre malade, et faites bien attention à ce qu'elle respire convenablement. En une ou deux minutes, vous produirez une parfaite insensibilité. » « De l'éther sulfurique ! » dit Morton. « Qu'est-ce que c'est? est-ce un gaz? En avez-vous un peu? montrezm'en. » Le Dr Jackson alla vers l'appareil et en tira une bouteille d'éther sulfurique. M. Morton l'examina, le sentit comme s'il n'en avait jamais vu, en disant : « Elle possède une singulière odeur ! Êtes-vous sûr que cela produira l'effet désiré? » « Oui, » répondit le Dr Jackson, « j'en suis persuadé ! » Je n'entendis pas la fin de la réponse du docteur, je fus obligé de passer dans l'autre chambre, parce que j'y faisais une analyse. J'entendis alors M. Morton répéter : « Êtes-vous sûr que cela réussisse? » Il demanda même à M. Mac–Intyre, autre étudiant, et à moi-même, si nous croyions que l'emploi de ce nouvel agent fût sans danger.

« Est-ce que cela ne fera pas de mal à la malade? » dit-il. « Non », répondit le Dr Jackson. Le Dr Jackson raconta alors sommairement ses propres expériences et les effets qu'elles avaient produits. Il dit que lorsque les malades avaient respiré de l'éther une douzaine de fois, ils s'affaissaient insensiblement sur la chaise. « Vous pourrez alors », dit le Dr Jackson, « faire ce que vous voudrez avec eux, et ils ne s'apercevront de rien et ne souffriront nullement; vous enlèverez leurs dents à loisir. » Il répéta distinctement : « L'éther ne fera aucun mal, je puis vous l'assurer. » Certes, le Dr Jackson poussa l'affaire avec instance, et montra toujours la confiance la plus parfaite. Il prit sur lui-même toute la responsabilité.

Il conseilla à M. Morton d'essayer l'éther sur lui-même, en disant que c'était le seul moyen de se convaincre de son efficacité. « Enfermez-vous dans votre chambre », dit-il, « et respirez-en comme je vous ai enseigné à le faire. » Le Dr Jackson prit alors un mouchoir, fit semblant d'y verser de l'éther, et, se l'appliquant à la bouche, il fit quelques longues aspirations en disant : « C'est ainsi que vous devez le prendre. » Morton s'en alla alors, et promit de l'essayer immédiatement. Les étudiants qui étaient dans le laboratoire conversèrent beaucoup sur cette expérience, et l'un d'eux ayant demandé si M. Morton réussirait, le Dr Jackson répondit avec beaucoup de confiance : « Certainement, s'il suit mes instructions. »

Je ne me rappelle pas si c'est dans l'après-midi du jour même ou du jour suivant que M. Morton vint annoncer le succès de son essai. Il déclara qu'il l'avait essayé sur un malade avec un succès complet ; car il lui avait arraché une dent, il avait été insensible à l'opération et ne s'aperçut même pas quand on la fit. Le Dr Jackson ne fut pas le moins du monde surpris ; il parut, au contraire, attendre ce résultat. Morton avait l'intention de faire bientôt une autre extraction de dent. Le Dr Jackson lui dit alors : « Il faut que vous alliez au Dr Warren, et que vous lui demandiez la permission d'administrer de l'éther à l'hôpital général de Massachusetts ; et, si cela est possible, tâchez de l'employer dans une opération sérieuse. Car on ne croira pas au pouvoir de l'éther pour produire l'insensibilité dans le simple cas de l'extraction d'une dent, puisqu'il arrive très-souvent que les malades disent n'avoir rien souffert, lorsque, dans les cas ordinaires, le tour de main est fait avec promptitude et que l'opération est pratiquée avec adresse. Cette preuve ne serait pas satisfaisante pour le public. » Morton fit d'abord beaucoup d'objections pour ne pas aller à l'hôpital ; parce que, dit-il, on pourrait sentir l'éther, ce qui divulguerait un secret qu'il voulait garder. Il demanda si l'on ne pourrait pas y mettre quelque chose qui en cachât l'odeur. Le Dr Jackson répondit : « Oui; quelque essence française, comme de l'huile de néroli, peut remplir ce but. Il restera un parfum agréable sur le malade qui conservera l'odeur des roses, » continua-t-il en riant. Après quelques débats, comme le Dr Jackson insistait toujours, Morton promit de se rendre à l'hôpital.

Dans le cours de la conversation, M. Morton pria continuellement le Dr Jackson de garder le secret de cette découverte. « Non, » répondit le docteur, « je ne veux avoir aucun secret pour mes confrères; j'ai l'intention de communiquer au Dr Keep ce que je vous ai déjà communiqué à vous-même. » En effet, il n'eut jamais rien de caché pour tous ceux qui vinrent lui demander des renseignements sur ce sujet.

Quelque temps après, lorsque l'expérience eut été couronnée de succès, tant à l'hôpital que partout ailleurs, et tandis que l'on négociait le brevet, le Dr Jackson pria M. Morton, à qui il avait accordé le droit de faire usage de l'éther, d'en accorder le libre usage à l'hôpital. J'étais présent. Il lui disait que l'on n'achèterait pas à l'hôpital de droit dans le brevet, que l'on devait l'accorder aux pauvres. Morton montra beaucoup de répugnance, et demanda s'il n'y avait pas à l'hôpital quelques malades payants qui pourraient le rémunérer. La discussion continua pendant longtemps; M. Morton répondit enfin qu'il agirait comme le Dr Jackson le désirerait.

Quelques jours après, tandis que le Dr Jackson était absent, M. Morton vint au cabinet, apportant avec lui un ballon de verre à deux ouvertures seulement. Il nous proposa d'attacher à l'une de ces ouvertures un sac de gomme élastique contenant de l'éther sulfurique, et de mettre une éponge dans le ballon. Le malade respirerait par l'autre ouverture. Il n'y avait pas d'ouverture qui admît l'air atmosphérique. Il avait l'intention, nous dit-il, de faire respirer au malade de l'éther pur non mélangé d'air. Je lui fis remarquer que l'air était indispensable; sachant fort bien qu'il serait dangereux pour le malade de respirer de l'éther non mélangé d'air. Nous lui dîmes aussi que l'éther dissoudrait la gomme élastique. Il nous dit alors qu'il fermerait l'une des ouvertures avec un bouchon. C'était toujours son intention de ne pas admettre de l'air atmosphérique.

Quelque temps après, j'entendis le Dr Jackson dire que M. Morton était très-inconsidéré. Il avait appris que M. Morton n'agissait pas selon les règles de la prudence en administrant de l'éther. Le Dr Jackson disait que cet agent ne devait se trouver qu'entre les mains de personnes soigneuses et habiles. Il était, en effet, très-fâché d'avoir communiqué sa découverte à M. Morton et de l'avoir employé pour faire ses premières expériences avec l'éther. Il s'exprima énergiquement sur ces points.

Signé : GEORGE O. BARNES.

État de Massachusetts, comté de Suffolk.

Boston, 21 mai 1847.

Attesté sous serment devant moi.

Signé : JOSEPH QUINCY *junior*,
Juge de paix.

Je soussigné, George O. Barnes, de la ville de Boston, de l'état de Massachusetts, dépose et dis sous la foi du serment :

Que M. W.-T.-G. Morton n'a pas pris, le 30 septembre 1846, dans le laboratoire du Dr Charles T. Jackson, aucun tube de verre, aucun flacon, ni aucune espèce d'appareil pour l'inhalation de la vapeur d'éther. C'est ce jour auquel je fais allusion dans ma première déposition, lorsque M. Morton vint chez le Dʳ Jackson, afin de se procurer un sac de gomme élastique pour l'usage indiqué. Je me trouvai dans le laboratoire tant que M. Morton y demeura, et j'entendis toute la conversation qu'il eut avec le Dʳ Jackson.

Il vint deux ou trois fois après pour avoir un appareil à inhalation; c'est alors que le Dʳ Jackson lui donna un flacon de verre et un tube avec les instructions nécessaires sur la manière de s'en servir.

Signé : GEORGE O. BARNES.

État de Massachusetts, comté de Suffolk.

2 mai 1848.

En ce jour, ledit George O. Barnes a attesté sous serment, devant moi, l'exactitude de son témoignage.

S.-W. ROBINSON,
Juge de paix.

Je soussigné, James Mac‑Intyre, de Bangor, état de Maine, dépose et dis :

Qu'au mois de septembre de l'année 1846, j'étais étudiant en chimie chez le Dʳ Charles T. Jackson, de Boston. Vers la fin de septembre, je me trouvais dans la chambre de devant du laboratoire, lorsque M. W.-T.-G. Morton entra et demanda le Dʳ Jackson. Il passa à travers le cabinet et entra dans la maison attenante au laboratoire. Peu de temps après, il vint dans l'arrière-chambre, il tenait entre ses mains un sac de gomme élastique, et passa ensuite dans la chambre où se trouvent les appareils. Le Dʳ Jackson rentra avec lui ou quelque temps après; il lui demanda ce qu'il voulait faire de ce sac de gomme élastique. Il répondit qu'il voulait s'en servir pour agir sur l'imagination d'une malade en lui faisant respirer de l'air. Je ne me rappelle pas les expressions propres de M. Morton, mais leur portée était celle-ci : Il désirait extraire quelques dents à une dame qui faisait des résistances à cause de la douleur qu'elle craignait d'éprouver. Il espérait lui faire accroire qu'en respirant l'air renfermé dans le sac, elle n'éprouverait aucune douleur de l'extraction de sa dent. Afin de démontrer l'effet que cela pourrait produire sur l'imagination, il raconta une expérience que l'on fit sur deux criminels. L'un d'eux saigna jusqu'à ce que mort s'ensuivît ; l'autre mourut par l'effet de son imagination, lorsque, après avoir piqué son bras, on y eut versé de l'eau chaude. Le Dr Jackson répondit que c'était absurde et que cela n'était jamais arrivé. Il dit à M. Morton qu'il était inutile d'essayer son expérience, parce qu'il ne pourrait agir à ce point sur l'imagination de la malade, et que s'il ne réussissait pas, elle le signalerait comme un charlatan. On parla alors de l'usage des gaz hilarants. Je ne me rappelle pas au juste si ce fut M. Morton ou le Dr Jackson qui provoqua ce sujet. M. Morton lui demanda s'il ne pourrait pas en faire lui-même. Le Dr Jackson lui répondit qu'il ne pourrait réussir sans un appareil et sans l'assistance de quelque chimiste ; et que s'il entreprenait de le faire lui-même il obtiendrait du bioxyde au lieu du protoxyde d'azote. Il demanda au Dr Jackson si lui-même ne pourrait pas lui en préparer un peu. Le Dr Jackson refusa à cause des affaires qu'il avait. M. Morton s'en retourna avec son sac, et sans doute il avait toujours l'intention d'en faire usage en l'emplissant d'air atmosphérique. Comme il s'en allait, le Dr Jackson lui dit qu'il pourrait lui donner quelque chose qui rendrait les malades insensibles, et qu'alors il pourrait faire avec eux ce qu'il lui plairait. Morton demanda ce que c'était. «Allez chez l'apothicaire Burnett,» lui dit le Dr Jackson, « prenez-y de l'éther sulfurique purifié, versez-en sur un mouchoir que vous placerez sur la bouche de la

malade, et faites—lui respirer. » M. Morton demanda
qu'est—ce que c'était que l'éther sulfurique, et à quoi cela
ressemblait. Je demeurai dans la chambre de devant, tandis que M. Morton et le Dr Jackson allèrent regarder l'éther.
D'après la question que me fit M. Morton sur l'éther, j'acquis la conviction qu'il ne connaissait rien de ses propriétés
ni de sa nature. Je l'entendis encore demander au Dr Jackson s'il ne courrait aucun risque en en faisant usage. Le
Dr Jackson lui répondit que non; il fit allusion aux étudiants de Cambridge qui avaient l'habitude de l'employer.
Morton parut toujours avoir peur d'administrer l'éther. Il
demanda de nouveau au Dr Jackson s'il n'y avait pas de
danger. Le Dr Jackson lui répondit alors de l'essayer sur lui-
même. M. Morton me demanda si je consentirais à en prendre. Je lui répondis : Oui. Je n'entendis pas toute la conversation de ces messieurs, parce que je ne fus pas toujours
dans la chambre; mais je fus assuré, d'après ce que j'avais
entendu, que M. Morton vint au laboratoire sans qu'il eût
la moindre idée d'employer de l'éther ou toute autre chose
qui pût détruire la sensibilité; qu'il ne connaissait alors rien
des propriétés de l'éther; que le Dr Jackson lui communiqua l'idée de l'employer, et qu'il ne consentit à l'employer
que lorsque le Dr Jackson lui eut dit que cela produirait
l'insensibilité et qu'il pouvait l'administrer sans danger. Le
jour qui suivit cette conversation, M. Morton entra dans le
cabinet, et dit au Dr Jackson que l'éther avait merveilleu-
sement agi et que le malade n'avait rien senti.

Tant que je fus dans le laboratoire du Dr Jackson, je ne
le vis jamais douter de l'effet que produirait l'éther en cau-
sant l'insensibilité. Mais je lui ai entendu dire qu'il devait
être administré avec soin, et seulement par des personnes
qui en connaissaient la nature.

Signé : James Mac-Intyre.

États-Unis d'Amérique, état de Massachusetts, comté de Suffolk.

Boston, 1ᵉʳ avril 1847.

En ce jour, le nommé James Mac-Intyre a paru devant moi, et, dûment assermenté, il a dit et déclaré ce qui se trouve dans cet écrit par lui signé, et qu'il a présenté comme son témoignage sur les matières qui y sont spécifiées.

En foi de quoi, j'ai signé le présent écrit, et j'y ai apposé le sceau de mon bureau.

Fait le 1ᵉʳ avril 1847.

Signé : JOHN P. BIGELOW,
Notaire public.

Je soussigné, James Mac-Intyre, de la ville de Boston, comté de Suffolk, état de Massachusetts, dépose et dis sous la foi du serment :

Que je me trouvai dans le laboratoire du Dʳ Jackson, le 30 septembre de l'année 1846. En ce jour, M. W.-T.-G. Morton vint demander un sac de caoutchouc, pour en faire usage comme je l'ai dit dans ma déposition du 1ᵉʳ avril 1847. M. Morton, autant que je puis le savoir, ne demanda à prendre ni un tube ni un flacon, de quelque sorte que ce fût, dans le laboratoire.

Je l'aurais certainement su s'il en avait été ainsi. Quelques jours après le 30 septembre, vers le 2 ou le 3 octobre, M. Morton vint et emprunta du laboratoire l'appareil nommé ci-dessus.

Signé : JAMES MAC–INTYRE.

État de Massachusetts, comté de Suffolk.

2 mai 1848.

Témoignage fait en ce jour sous la foi du serment, par ledit Mac-Intyre, devant moi.

S.-W. Robinson,
Juge de paix.

Lettre du Dr N.-C. Keep au Dr Charles T. Jackson.

Boston, 2 mai 1848.

Mon cher Monsieur,

Pour répondre à vos demandes, je vous dirai qu'au 26 octobre 1846, le Dr Jackson envoya sa sœur, Mme Ralph Waldo Emerson, à mon cabinet, pour que je lui fisse une opération de dent très-douloureuse. Elle me pria, au nom du Dr Jackson, de lui administrer de la vapeur d'éther, mais d'en demander auparavant la permission au Dr Morton, qui avait récemment acheté tout l'intérêt pécuniaire de son frère dans cette découverte.

Peu de temps après, j'eus une entrevue avec le Dr Jackson, dans laquelle il me montra qu'il avait la plus grande confiance dans la découverte, et il m'assura que l'éther était innocent dans ses effets lorsqu'on l'administrait convenablement. Il ne doutait pas que les opérations chirurgicales, même les plus dangereuses, ne pussent être faites sur des malades qui auraient respiré de la vapeur d'éther sulfurique, sans qu'ils en ressentissent la moindre douleur. Le Dr Jackson me déclara cependant qu'il regrettait beaucoup d'avoir accordé tout d'abord à M. Morton le seul droit de faire usage de cet agent; car son ignorance de la nature de ce corps et la manière inconsidérée avec laquelle il en ordonnait l'administration pourraient occasionner des effets dangereux, sinon fatals.

Je suis, avec beaucoup de respect, votre :

N.-C. KEEP.

Je soussigné, N.-C. Keep, chirurgien-dentiste de la ville de Boston, comté de Suffolk, état de Massachusetts, en ayant été prié par le Dr Charles T. Jackson, dépose et dis :

Qu'au 28 novembre 1846, j'ai été associé dans les affaires, pour la pratique de l'art du dentiste, avec le Dr W.-T.-G. Morton, de ladite ville de Boston. Cette association se continua jusqu'au 31 décembre. Pendant ce temps, nous administrions presque tous les jours de la vapeur d'éther à nos malades, pour leur enlever la sensibilité. M. Morton avait alors coutume d'administrer de l'éther sans une quantité convenable d'air atmosphérique. Chaque fois que d'autres personnes faisaient des opérations dans le cabinet sous sa direction, il voulait toujours qu'on l'administrât ainsi. De là vient que beaucoup d'opérations ne réussirent pas alors, et que les malades souffraient beaucoup de la suffocation. Il construisait ses appareils de telle sorte que je doutais fort que le malade pût recevoir une assez grande quantité d'air pour prévenir l'asphyxie. M. Morton ne paraissait pas du tout savoir qu'il dût administrer de l'air atmosphérique. Je crois qu'il ne connaissait rien de la nature et des propriétés de l'éther et de la manière convenable de l'employer pour qu'il ne survînt pas d'accidents, et je croyais fermement qu'il en faisait usage avec beaucoup d'imprudence. Il ne prenait réellement d'intérêt aux malades qu'autant qu'ils étaient parfaitement insensibles.

Contrairement aux opinions et aux désirs qu'il avait ex-

primés d'une manière non équivoque, j'avais coutume,
pendant les *trente jours*, de faire une ample provision d'air
atmosphérique en administrant l'éther, et je donnais cet
avis aux aides. Comme ils étaient influencés par les instructions et les avis de M. Morton, ils ne voulurent pas alors
m'écouter. Je fis des remontrances à M. Morton sur la manière dont il administrait cet agent, jusqu'à ce que je vis
que je perdais mon temps.

D'après les premières connaissances que j'avais acquises
sur l'usage de l'éther, employé comme je l'ai mentionné
ci-dessus, j'étais persuadé qu'il était bon de faire respirer
de l'air, en même temps que la vapeur d'éther. Depuis lors,
j'en ai toujours fait usage de cette manière et non d'aucune
autre.

Signé : N.-C. KEEP.

État de Massachusetts, comté de Suffolk.

Boston, 24 mai 1847.

Le susnommé N.-C. Keep a paru aujourd'hui en personne devant moi, et dûment assermenté, il a certifié la
vérité des faits contenus dans l'affeidavit ci-dessus par lui
signé.

Fait par-devant moi :

JONA CHAPMAN,
Juge de paix.

PRINCIPES RECONNUS PAR LES SAVANTS, APPLIQUÉS A LA POLÉMIQUE SUR L'ÉTHER.

Avant de commencer le sujet que nous allons discuter, nous ferons remarquer que l'erreur dans laquelle le Dʳ Jackson est tombé pour avoir mis trop de confiance dans un solliciteur de brevets ne peut faire préjuger en rien de la question présente. On lui avait fait croire que M. Morton devait, dans le sens technique et légal de l'expression, être avec lui auteur commun de la découverte, parce que, le premier, il avait employé l'éther pour arracher une dent à un malade sans lui causer de douleur. Quelque véridiques que soient les faits, et quelque justes que soient leurs liaisons, on ne peut jamais les soumettre à l'influence des jugements faux qui ont suivi, jugements portés par ceux qui sont intéressés dans ces événements.

Nous devons faire remarquer encore que le mot *découverte*, dans le sens que nous lui donnerons ici, et le mot *invention* ou *découverte*, dans le sens des lois auxquelles sont soumis les brevets, ont deux significations distinctes. On donne des brevets non pas simplement pour une décou-

NOTA. Les lois suivantes sont admises par les savants pour déterminer à qui de droit appartient une découverte, lorsque deux partis se la disputent. M. Joseph Hale Abbot, membre de l'Académie américaine des arts et des sciences, les a fournies amicalement au Dʳ Charles T. Jackson. Nous pensons que l'on trouvera que ses conclusions sont une conséquence juste et logique des faits qui forment la base de son raisonnement.

verte scientifique, mais pour la première application utile
de la découverte. Si sir Humphrey Davy avait simplement
découvert certains principes scientifiques, et qu'un autre,
en s'appuyant sur ses principes, eût construit une lampe
de sûreté, ce dernier, d'après les lois qui régissent les brevets dans ce pays, ainsi que dans la Grande-Bretagne, aurait
eu certainement le droit d'en prendre un brevet d'invention. Il est d'autant plus important de se bien rappeler cette
distinction, que quelques partisans de M. Morton sont tombés, en l'oubliant, dans une grande confusion de pensées.
Un écrivain habile, dans la *Revue d'Édimbourg*, soutient
pleinement ce côté de la question ; il va même jusqu'à dire
que l'on peut admettre des preuves de priorité dans une
découverte, lors même qu'on ne les aurait pas données dès
le principe.

Dans les sciences de pure induction (la découverte phy-
siologique de l'éthérisation se rattache à cette catégorie de
sciences), les découvertes de nouvelles vérités peuvent être
divisées en quatre classes.

Première classe. — Découvertes dans lesquelles le seul
élément est une induction vraie et légitime, tirée des expériences et des observations des autres. La découverte de
la composition de l'eau par Watt appartient à cette classe.
Il tira la conclusion que l'eau était composée de deux gaz
bien connus, que l'on appelle hydrogène et oxygène, en considérant les expériences de Cavendish que Preistley répéta
et lui communiqua. La vérité de cette induction ne fut reconnue par Priestley, non plus que par Monge, célèbre aca-
démicien français, que lorsqu'il eut ajouté l'analyse à la
synthèse. S'appuyant sur le principe d'induction, Arago et
Dumas en France, le Dr Henry, lord Brougham, sir David
Brewster, et l'auteur du savant article contenu dans la *Revue d'Édimbourg*, et d'autres savants d'Angleterre, dont
l'autorité est grande aussi dans les sciences, attribuent cette

brillante découverte à Watt. Il n'y a que trois savants qui contredisent cette opinion; ce sont Harcourt, Peacock et Whewell. Les deux premiers accordent à Cavendish l'honneur de la découverte; ils basent leur opinion sur ce que l'on doit supposer qu'il l'avait déduite de son expérience, quoiqu'il n'y eût pas de preuves à cet effet. Nous ne connaissons pas les raisons qui portent Whewell à soutenir l'opinion de ces deux savants. Cette différence d'opinion ne se rattache qu'à une question de fait et non de principe. Nous rapportons aussi à la même classe la découverte de l'acide carbonique par Black. Whewell remarque, en parlant de ce fait, que cette découverte consistait certainement dans une nouvelle interprétation des changements que l'on avait observés déjà. Il paraît donc, que si le Dr Jackson eût tiré légitimement la conclusion que l'inhalation de l'éther sulfurique pur produirait une insensibilité parfaite et sans danger dans les opérations chirurgicales, ses droits à la découverte de l'éthérisation auraient été parfaitement évidents, même s'il fût arrivé à cette conclusion en considérant les expériences et les observations des autres.

Deuxième classe. — Découvertes déduites par leurs auteurs de leurs propres expériences et de leurs observations, et démontrées complétement par celles-ci. La découverte de Davy sur la base métallique de la potasse, celle de Black sur la chaleur latente, rentrent dans cette classe.

Troisième classe. — Découvertes suggérées par une croyance populaire existante, quoique discréditée La découverte de la vaccine appartient à cette classe. Jenner généralisa cette vérité, que ceux qui étaient vaccinés n'auraient plus la petite vérole. Lui seul, de tous les médecins environnants, avait eu la sagacité de la découvrir dans la croyance des laitières de Sodburg dans le Glowcestershire. Par une déduction tout à fait légitime qu'il tira de ses propres expériences et de ses observations, il découvrit qu'en introduisant dans le corps humain, par un moyen mécanique, le virus provenant d'une maladie éruptive de la vache, il pourrait prévenir la maladie la plus destructive à laquelle soit sujette l'humanité. Cette découverte, aussi bien que celle de l'éthérisation, requérait une vérification faite sur une échelle très-étendue ; mais l'homme a décidé que cela n'enlève rien à la gloire que Jenner acquit pour avoir seul fait cette découverte.

Quatrième classe. — Découvertes que les auteurs ont déduites de leurs propres expériences, mais requérant une vérification par d'autres expériences qu'ils n'ont pas faites eux-mêmes, mais qu'ils ont conseillées aux autres en leur donnant les instructions nécessaires. La découverte du Dr Francklin sur l'identité de l'électricité avec le tonnerre appartient à cette classe. Un auteur fait usage du langage suivant dans l'Encyclopédie d'Édimbourg en parlant de cette découverte. « La postérité a décidé à l'unanimité que le nom du Dr Francklin serait associé à cette brillante découverte. » Le Dr Francklin devant conclure que l'électricité et le tonnerre étaient identiques en tirant des conséquences, d'abord de ses propres expériences, et ensuite des faits que les autres avaient observés, il donna les moyens de prouver ce qu'il avançait. D'après ses instructions, Dalibard érigea une barre de fer à Marly-la-Ville, et il employa un dragon nommé Coiffier pour la surveiller. Ce dernier, suivant les ordres qui lui avaient été donnés, tira des étincelles de la barre de fer, et fut ainsi le premier qui vérifia les expériences du Dr Francklin. L'expérience que fit Francklin avec le cerf-volant eut lieu un mois plus tard. Cette expérience et plusieurs autres qui suivirent n'étaient rien autre chose que la vérification d'une découverte déjà complète. Un écrivain dit justement, dans l'*Encyclopédie américaine :*

« C'est au Dʳ Francklin qu'appartient la gloire de cette découverte. »

Celle de l'éthérisation, par le Dʳ Jackson, appartient à la même classe que celle du Dʳ Francklin. Ses droits sont même plus motivés sur différents points. Personne avant lui, comme on l'affirma dans une séance de l'Académie française, n'avait jamais conçu l'idée d'employer l'éther sulfurique pour empêcher la douleur dans les opérations chirurgicales; au lieu que quelques auteurs avaient aperçu et constaté des analogies très-fortes entre l'électricité et le tonnerre.

L'expérience même conseillée par Franklin, et faite par Coiffier, avait été faite plus de cent ans auparavant par une sentinelle qui montait la garde sur un des bastions du château de Duino, dans la mer Adriatique. Celui-ci approchait sa hallebarde d'une barre de fer placée dans une position verticale, chaque fois qu'il voyait approcher un orage; et, observant que des étincelles en gerbe de feu sortaient de la pointe de cette arme, il sonnait une cloche pour avertir les paysans de la plaine et les pêcheurs de la mer de se mettre à l'abri.

Le Dʳ Jackson apprit au Dʳ Morton les propriétés anesthétiques de l'éther; il lui montra comment il devait en faire l'expérience, et en prit lui-même toute la responsabilité. Ces conséquences furent déduites de ses propres expériences, beaucoup plus que celles du Dʳ Franklin. On pourra s'en convaincre par la lettre suivante qu'il écrivit à l'auteur de cette défense, en réponse à quelques demandes que celui-ci lui avait faites. L'auteur l'avait prié de lui raconter les effets que l'éther sulfurique avait produits, autant que ses souvenirs ou ses notes pourraient le lui rappeler. Il lui demanda aussi de lui donner les bases sur lesquelles il avait fondé les inductions qui complétèrent la découverte de l'éthérisation. Il n'avait jamais eu la pensée de les publier auparavant.

Lettre du Dr Charles T. Jackson à M. Joseph Hale Abbot.

Boston, 19 mai 1848.

MON CHER MONSIEUR,

Je réponds avec plaisir à la demande que vous m'avez faite de vous donner d'une manière plus détaillée que je ne l'ai fait jusqu'à présent l'établissement des effets produits par l'éther sulfurique sur moi, lorsque je m'en administrai pour détruire le malaise que j'avais ressenti en respirant du chlore pendant l'hiver de 1841 à 1842. Je vous donnerai aussi, comme vous avez eu la bonté de m'en prier, un récit des raisons précises qui me firent concevoir l'idée que l'éther sulfurique pouvait être employé avec succès et sans danger pour prévenir la douleur des opérations chirurgicales. Je n'ai pas encore publié ce récit. J'ajouterai que, dans la lettre que j'écrivis au Dr Martin Gay et qu'il publia depuis, j'avais oublié par mégarde de lui donner les principales raisons que j'avais pour tirer cette conséquence de mon observation. Comme on peut le voir dans sa brochure, je les lui ai données dans une conversation. L'expérience qui me fit conclure que l'éther sulfurique produirait l'insensibilité fut faite de la manière suivante : Je pris une bouteille d'éther sulfurique purifié que j'avais dans mon laboratoire ; j'allai dans mon cabinet, je versai de cet éther sur un morceau de linge, et, l'ayant pressé légèrement, je m'asseyai dans une berceuse. Ayant appuyé ma tête en arrière sur la berceuse, je posai mes pieds sur une chaise, de manière à ce que je me trouvasse dans une position fixe ; je plaçai alors le morceau de toile sur ma bouche et sous mes narines, et je commençai à respirer l'éther. Les effets que je ressentis d'abord furent un peu de toux, puis de la fraîcheur qui fut suivie d'une sensation de chaleur. Il me sur-

vint bientôt de la lourdeur à la tête et dans la poitrine, des
envies de rire et du vertige. Mes pieds et mes jambes
étaient engourdis et insensibles ; il me semblait que je
flottais dans l'air ; je ne sentais plus la berceuse sur laquelle j'étais assis. Ma gorge et ma poitrine ne me faisaient
plus de mal. Je me trouvai enfin, pendant un espace de
temps que je ne puis définir, dans un état de rêverie et
d'insensibilité. Lorsque je revins, j'avais toujours du vertige, mais point d'envie de me mouvoir. La toile qui contenait l'éther était tombée de ma bouche ; je n'avais plus de
douleur dans la poitrine ni dans la gorge ; mais je ressentis
bientôt un tremblement inexprimable dans tout le corps ;
le mal de gorge et de poitrine revint bientôt, cependant
avec moins d'intensité qu'auparavant.

Comme je ne m'étais plus aperçu de la douleur non plus
que des objets extérieurs, peu de temps avant et après que
j'eus perdu connaissance, je conclus que la paralysie des
nerfs de la sensibilité serait si grande tant que durerait cet
état, que l'on pourrait opérer un malade soumis à l'influence de l'éther sans qu'il ressentît la moindre douleur.
Me fiant là-dessus, je prescrivis l'emploi de l'éther, persuadé
que l'expérience serait couronnée de succès. Les effets que
j'avais observés dans une expérience précédente, alors que
je pris l'éther pour examiner l'effet qu'il produirait sur
l'économie, furent semblables en tout point à celle-ci ; seulement, je ne toussai pas et n'obtins aucun soulagement.
J'avais respiré de l'éther en d'autres circonstances, mais
pas assez pour perdre connaissance. Jamais je n'éprouvai
d'accidents ni de conséquences graves. J'ai entendu parler
depuis de certaine stupeur qui était survenue accidentellement dans l'administration de l'éther alcoolique. On la regardait en général comme très-dangereuse, et elle était
suivie d'effets désagréables ; cependant, loin de nuire à la
confiance que m'inspirait ma découverte, ils ne firent que
confirmer la croyance que je m'étais formée que l'inhala-

tion de l'éther ne serait accompagnée d'aucun danger, lorsque l'on aurait employé de l'éther sulfurique purifié.

Je suis, avec beaucoup de sincérité, votre ami dévoué,

CHARLES T. JACKSON.

On ne s'était jamais imaginé qu'un être matériel, dans des conditions de santé parfaite, pût revenir à la connaissance des objets extérieurs avant ou après l'avoir perdue. On aurait encore moins pensé que l'on pût produire cet état à volonté et sans danger. Ceci est un fait remarquable. Si maintenant le lecteur se souvient, bien que cet état fût précédé, accompagné et suivi par la perte de la douleur, que le Dr Jackson avait déjà respiré de l'éther sulfurique purifié, sans qu'il eût ressenti les moindres conséquences désagréables, il admettra sans doute que l'induction que le Dr Jackson tira de ces faits était tout à fait légitime; c'est-à-dire que la paralysie des nerfs de la sensibilité serait si grande, que l'on pourrait opérer un malade soumis à l'influence de l'éther, sans qu'il en ressentît la moindre douleur. Remarquez bien que ce qui est nécessaire pour qu'une induction soit légitime, c'est qu'elle doit être tirée logiquement des faits en question, et qu'elle doit avoir non pas une certitude démonstrative et morale, mais seulement une probabilité assez grande pour que l'on puisse y croire. Si l'on admet ce principe, et il faut être bien hardi pour le nier, on conclura que le Dr Jackson a fait une induction légitime.

Ceux qui refuseront de croire à la légitimité de cette induction seront obligés d'accorder que le Dr Jackson possède une intelligence aussi grande que celle qui fit découvrir à Newton que le diamant était incombustible, ou que l'eau contenait des substances inflammables, en considérant seulement l'effet qu'elle avait sur le lumière. Ce qui est essentiel pour le cas présent, c'est ce fait irrécusable : c'est que le résultat de l'expérience qu'il communiqua au Dr Morton

9

a vérifié la valeur de son induction. Voilà tout ce qui est nécessaire pour rendre complet et décisif le droit à une découverte. Aucun savant ne doutera que si la chimie eût été assez avancée pour permettre à Newton de vérifier sa conjecture par une expérience qu'il eût conçue et confiée à un autre, le droit de la découverte de la combustibilité du diamant aurait appartenu à lui seul.

Priestley, jusqu'à la fin de ses jours, ne voulut pas re-connaître la validité de son droit de découverte, parce qu'il n'avait fait que répéter les expériences de Cavendish. Ceci prouve clairement l'absurdité qu'il y a à réclamer une découverte, même la participation à une découverte, parce que l'on aura fait des expériences conçues et suggérées par d'autres. Le Dr H.-J. Bigelow fait usage du langage suivant. « Celui qui a vérifié une idée suggérée par un autre en est le seul inventeur. » Supposons que les expériences de Priestley n'eussent été faites que pour vérifier une idée suggérée par Watt, quelqu'un oserait-il dire que Priestley fût en aucune manière l'auteur de la découverte d'une vérité à laquelle il ne crut jamais? Les mains peuvent-elles découvrir une vérité à laquelle l'esprit ne croit pas? Est-ce par l'action des muscles ou par le pouvoir de l'intelligence que l'on fait une découverte? La découverte d'une vérité ne suppose-t-elle pas une perception de cette vérité comme telle, et par conséquent une croyance en elle? Est-ce Coiffier, et non Franklin, comme le monde l'a décidé, qui a découvert que l'électricité et le tonnerre sont identiques?

On a dit avec raison que l'on peut prouver que la décou-verte de l'éthérisation appartient au Dr Jackson, en consi-dérant les faits mêmes que M. Bowditch admet explicitement et ceux qu'il se contente de ne pas nier. Admettons, pour un instant, comme le prétend M. Bowditch, que M. Morton fit réellement une étude et des expériences sur les pro-priétés anesthétiques de l'éther avant le 30 septembre 1846, voici ce qui restera : Longtemps avant que M. Morton eut pensé à l'éther sulfurique comme agent préventif de la douleur, le Dr Jackson conclut, de ses propres expériences et de ses observations, que l'inhalation de l'éther pouvait être faite sans danger, et qu'elle empêcherait la douleur dans les opérations chirurgicales. Il avait conçu et suggéré cette expérience à d'autres personnes, pour qu'elles vérifiassent cette conclusion. Il avait même presque persuadé M. Peabody à l'essayer lui-même. D'autre part, M. Morton avait découvert que l'éther sulfurique pouvait être employé pour produire l'effet susnommé; il l'avait administré plusieurs fois, mais avec trop peu de succès pour lui permettre de produire l'insensibilité. Pour surmonter les difficultés qu'il rencontra, il chercha, par des artifices et par des moyens indirects, à obtenir des renseignements du Dr Jackson, paraissant, tout ce temps-là, ne pas savoir même si l'éther était un gaz ou un liquide. Il fit, en propres termes, prendre au Dr Jackson toute la responsabilité d'une expérience que celui-ci lui avait confiée pour qu'il l'essayât, ne se doutant pas le moins du monde de sa duplicité. Le Dr Jackson confia donc cette expérience comme sa propriété à M. Morton, pour qu'il la fît. Celui-ci l'accepta comme telle, avec l'intention cependant, si elle réussissait, de réclamer pour lui-même la grande découverte qu'elle aurait vérifiée. M. Morton va dans sa chambre, et, à l'aide de la nouvelle connaissance qu'il a reçue du Dr Jackson, il arrache une dent sans causer de douleur. Nous dirons que, *moralement,* il ne peut plus réclamer cette découverte pour lui-même. Il était convenu, par des actes plus importants que ses paroles, de faire cette expérience comme si elle appartenait au Dr Jackson. Il ne peut pas plus briser ce contrat moral qu'il ne le pourrait d'un contrat légal et positif. Scientifiquement parlant, il ne peut pas non plus réclamer cette découverte comme sa propriété. Elle diffère par deux points essentiels à son succès et à sa sécurité, de celle que M. Morton aurait pu concevoir, puisqu'il ignorait la manière d'administrer l'éther de manière à réussir et à ne pas causer d'accidents. Suivant les témoignages de Barnes et d'autres, suivant aussi ce qu'il admet lui-même, ces deux points sont : 1° Il ne savait pas que l'éther devait être purifié et que l'on devait en retirer l'alcool et les autres acides ; 2° qu'on devait l'administrer avec de l'air atmosphérique. M. Morton doit au D\ Jackson la connaissance de ces deux points essentiels. Beaucoup de grands chirurgiens de France et d'Angleterre, les ignorant et ne connaissant pas la manière simple que le D\ Jackson avait indiquée à M. Morton pour administrer l'éther, ne réussirent pas dans leurs expériences. Le *London Lancet* dit que Liston lui-même, ce grand chirurgien anglais, doutait d'abord de l'utilité de l'éther, à cause de la manière fautive dont il l'administrait dans ses opérations. Il suit de ce qui précède que, puisque, moralement et scientifiquement, l'expérience n'appartenait pas à M. Morton, la découverte qu'elle vérifiait ne pouvait pas non plus lui appartenir.

Les savants admettent cet autre principe : il n'est pas nécessaire, pour la validité des réclamations en faveur d'une découverte, qu'on l'ait fait connaître antérieurement à des réclamations postérieures, ni même qu'un seul individu en ait été instruit. Les savants d'Angleterre ont admis ce principe dans la polémique qui s'est élevée sur les réclamations rivales de Watt et de Cavendish. Tous admettent que si Cavendish, comme le fit Watt en 1783, avait laissé dans son portefeuille une preuve écrite, constatant qu'il avait déduit la découverte du principe, ses amis assurent qu'il le fit en 1781, on ne pourrait plus lui disputer le droit à la priorité de la découverte, quand même il ne l'eût confiée à personne. Harvey laissa un manuscrit contenant une description de la découverte sur la circulation du sang. Elle portait une date plus ancienne de douze ans que celle qu'il a mentionnée en publiant cette découverte. Aucun savant ne dira que ce manuscrit dont on aurait

constaté l'authenticité n'était pas suffisant pour qu'on lui
accordât, sans crainte de se tromper, la gloire de cette découverte, en supposant même qu'un autre eût fait des réclamations plus récentes. Maintenant, pour ne rien dire
des autres faits plus anciens, il est certain que le Dr Jackson
communiqua, au mois de février de l'année 1846, à
M. Peabody et à plusieurs autres personnes, les conséquences qu'il avait tirées sur les propriétés anesthétiques
de l'éther sulfurique, et qu'il leur donna les instructions
nécessaires pour les vérifier. Il est certain aussi que cela
arriva plusieurs mois avant que M. Morton eût fait ses pré-
tendues expériences.

Autant qu'une découverte peut être vérifiée par une autre
personne, le monde a accordé à Franklin tout l'honneur de
sa brillante découverte. Il nous reste maintenant à voir si,
d'après ce que M. Bowditch lui-même admet, les droits du
Dr Jackson ne sont pas aussi valables. Le bon sens et la décision unanime des savants lui donneront raison sur ce point.
Tout ce qu'il y avait à faire pour vérifier cette découverte
était d'écrire un acte dans lequel le Dr Jackson aurait donné
ses prescriptions, de surveiller les expériences et d'en faire
connaître les résultats. Il serait aussi absurde d'attribuer
une découverte scientifique à la personne qui aurait seulement fait cet acte, que d'honorer le chien qui, fidèle aux
leçons de son maître, jappe à l'approche du loup. Tout ce
que nous désirons démontrer par ce qui précède, c'est que,
suivant les principes admis par les savants, le Dr Jackson
avait déjà conquis la gloire de la découverte de l'éthérisation, lorsqu'au mois de février 1846 il communiqua à
M. Peabody les conséquences qu'il avait tirées de ses essais.
— Nous supposons toujours qu'il ne manquait qu'une expérience dont l'auteur avait déjà conçu l'idée pour vérifier
cette découverte.

On a fait cette objection : Le Dr Jackson ne pouvait avoir
tiré cette conséquence dans le temps où l'on prétend qu'il l'a

tirée, parce qu'il ne l'a pas communiquée assez promptement au monde. Ceux qui raisonnent ainsi font preuve de la plus grande ignorance sur l'histoire de la science; si l'on admettait cette objection comme valide, elle renverserait bien des droits de découverte très-clairement établis. Comme nous l'avons déjà vu, Harvey n'annonça à l'univers sa grande découverte que douze ans après l'avoir faite. C'était plus de vingt-cinq ans après que Jenner eut conçu l'idée du vaccin, et plus de seize ans après que son ami John Hunter eut commencé à en faire allusion dans ses leçons à Londres, qu'il fit l'application directe de la matière du vaccin, de la manière usitée communément aujourd'hui. On sait que Newton ne consentit à publier la plupart de ses grandes découvertes que longtemps après qu'il les eut faites. Cette même prudence caractérisait Wallaston; et elle distingue aussi beaucoup de grands génies. On sait que cette prudence est aussi l'une des grandes qualités du Dʳ Jackson; aussi ses découvertes sont-elles reçues en Europe avec beaucoup de confiance, dès qu'elles y sont annoncées. Il n'est ni beau ni reconnaissant de nous quereller avec un bienfaiteur quant au temps et à la manière dont il nous a gratifiés d'un don si précieux.

Le lecteur est maintenant suffisamment préparé pour juger quelle confiance il doit accorder aux assertions suivantes. M. Bowditch dit dans son rapport : « M. Morton administra certainement de l'éther sulfurique à un malade, *en faisant ainsi, il s'est créé auteur de la découverte de l'éthérisation.* » Nous prions le lecteur de remarquer que c'est M. Bowditch lui-même qui a mis cette dernière phrase en lettres italiques. M. Dana dit : « Le Dʳ Jackson n'a rien découvert. » H. Bigelow s'exprime ainsi, comme nous l'avons déjà dit : « Celui qui vérifie une idée suggérée par un autre en est le véritable créateur. »

Avant que ces messieurs puissent faire valoir ces assertions, ils doivent prouver qu'une grande découverte peut

être faite dans les sciences de pure induction, sans une seule
expérience originale, sans une seule observation originale,
sans une seule induction, seul élément essentiel aux sciences
de pure induction, enfin sans découvrir une seule nouvelle
idée. Tout ce que M. Morton peut réclamer est non pas d'a-
voir fait une découverte qui appartient à un autre, mais
seulement d'en avoir tenté l'expérience, de l'avoir vérifiée
et d'avoir essayé de l'introduire dans la pratique générale.
La gloire d'avoir participé à une si noble entreprise appartient seulement à ceux qui, par des moyens justes et honorables, par leur influence, par leurs actes ou par des véri-
fications, ont aidé à répandre l'un des plus grands bienfaits
que l'homme ait reçus des mains de la science.

L'auteur termine un ouvrage qu'il a fait au milieu du
chaos des affaires et tellement à la hâte, qu'il n'a pu le revoir ni y condenser les faits. Il pense que beaucoup de choses qui y sont écrites paraîtront aux personnes familières
avec les principes des sciences d'induction une œuvre de
surérogation. Pour excuser les exemples nombreux et,
comme il craint beaucoup, trop détaillés par lesquels il a tâché de se rendre intelligible aux lecteurs qui n'ont pas des
connaissances très-scientifiques, il dira qu'il a cru devoir
considérer plus soigneusement les principes erronés d'après
lesquels beaucoup de personnes jugent des droits à une découverte scientifique, et les conséquences qui pourraient
en résulter si l'on enlevait au Dr Jackson ce qui lui est dû.

L'auteur ajoutera de plus, qu'il n'a jamais eu de rapports
d'intimité avec le Dr Jackson avant le commencement de la
présente controverse. Il a écrit ces pages uniquement pour
défendre ce qu'il croit être la cause de la justice et de la vérité; car toutes ses sympathies sont acquises à l'homme in-
justement offensé, quand cet homme est le bienfaiteur de
ses semblables. Il est ensuite convaincu que l'on avait tramé
contre le Dr Jackson une conspiration sans exemple dans
l'histoire de la science pour lui enlever, non-seulement ses

droits à la découverte, mais aussi pour attaquer son honneur; et malheureusement cette conspiration a réussi assez
pour tromper des hommes justes et honorables. En général
les derniers jugements des hommes sont justes, et nous ne
pouvons douter qu'ils finiront enfin par rendre justice à
l'homme qui les a dotés d'un bienfait si précieux.

J.-H. A.

Temple-Place, 26 mai 1848.

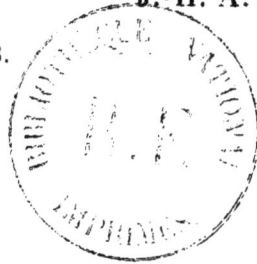

FIN.

L'HYGIÈNE MODERNE

TRAITÉ

DE

PARFUMERIE RAISONNÉE
& D'HYGIÈNE PRATIQUE

CONTENANT

la description, la préparation et les usages
des Parfums, Eaux et Poudres de toilette,
Cosmétiques, Savons, Pommades, Denti-
frices, Teintures, Fards, etc., avec la manière de les préparer soi-même; la description et le mode d'emploi des objets de
Toilette, des Articles d'hygiène et des Produits hygiéniques actuellement en usage.

PAR LE

DOCTEUR

SYLVIUS

EX-PROFESSEUR D'HYGIÈNE

————— ⟩⟨ —————

6, Avenue Trudaine, 6

PARIS